FUNDAÇÃO ESPÍRITA "ALLAN KARDEC"

BRUNO RICARDO BÉRGAMO FLORENTINO

SAÚDE MENTAL NO BRASIL

100 ANOS DE INSTITUCIONALIDADE NO CAMPO DA ASSISTÊNCIA PSIQUIÁTRICA

2023

Editores: *Luiz Saegusa* e *Claudia Zaneti Saegusa*
Direção Editorial: *Claudia Zaneti Saegusa*
Capa: *Casa de Ideias*
Criação de Arte para a Capa: *Rosália Maria da Costa Popluhar*
Projeto Gráfico e Diagramação: *Casa de Ideias*
Revisão: *Rosemarie Giudilli* e *Maria da Graça de Arruda Rocha*
Finalização: *Mauro Bufano*
1ª Edição: *2023*
Impressão: *Lis Gráfica e Editora*

Membros da Diretoria Executiva da "Fundação Espírita Allan Kardec" - Ano Centenário
Presidente: Mário Arias Martinez; Vice-Presidente: Fernando Américo Palermo Falleiros; 1ª Secretária: Maísa Garcia Capel de Alcantra; 2ª Secretária: Ieda Regina Viani de Andrade; 1ª Tesoureira: Gabriela Garcia Lopes; 2ª Tesoureiro: Valter Junqueira; Conselheiro Fiscal Titular: Antonino Pereira Vasconcelos; Conselheiro Fiscal Titular: José Lucas Borges; Conselheiro Fiscal Titular: Leonel Aylon Cantano; Conselheiro Fiscal Suplente: Allan Kardec de Morais; Conselheiro Fiscal Suplente: Daniel Poppi; Conselheiro Fiscal Suplente: Edgar Ajax dos Reis Filho.

Dados Internacionais de Catalogação na Publicação (CIP)
(Câmara Brasileira do Livro, SP, Brasil)

Florentino, Bruno Ricardo Bérgamo
　　Saúde Mental no Brasil: 100 anos de institucionalidade no campo da assistência psiquiátrica / Bruno Ricardo Bérgamo Florentino. -- São Paulo : Intelítera Editora, 2023.

ISBN: 978-65-5679-043-5

　　1. Assistência à saúde 2. Espiritismo - Doutrinas 3. Psiquiatria - História 4. Saúde Mental I. Título.

23-179539　　　　　　　　　　　　　　CDD-133.901

Índices para catálogo sistemático:
1. Saúde Mental : História　　　　133.901
Eliane de Freitas Leite - Bibliotecária - CRB-8/8415

Intelítera Editora
Rua Lucrécia Maciel, 39 - Vila Guarani
CEP 04314-130 - São Paulo - SP
11 2369-5377
intelitera.com.br - facebook.com/intelitera

SAÚDE MENTAL NO BRASIL

100 ANOS DE INSTITUCIONALIDADE NO CAMPO DA ASSISTÊNCIA PSIQUIÁTRICA

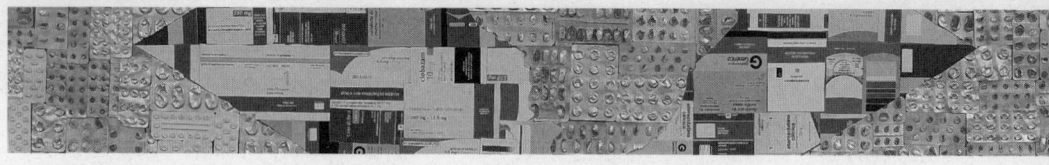

Sumário

Considerações inaugurais 6

CAPÍTULO I
O ALVORECER DA ASSISTÊNCIA PSIQUIÁTRICA NO BRASIL 12
NOS CALABOUÇOS DA ESCURIDÃO! 12
OS PRIMEIROS PASSOS 23
UM LEGÍTIMO AZO DE LUZ 29

CAPÍTULO II
O DESNUBLAR AREJADO PELA DOUTRINA ESPÍRITA 36
UM NOVO PRISMA 36
UNIVERSO DE ESPERANÇA E FÉ 43
A NOVA ERA 51
COPIOSOS ENFRENTAMENTOS 61
NÃO VAMOS DESANIMAR, NEM ARREFECER! 70
VAMOS DEITAR MÃOS À OBRA! 80
NOVA LIDERANÇA, UM HOMEM DE BEM 92

CAPÍTULO III
CONTRAPONTOS ENTRE O AMBIENTE PÚBLICO-PRIVADO 104
DISTINTAS REALIDADES ESTADUAIS 104
A FILHA DA CASA 108
NÃO HOUVE MILAGRE! 117

CAPÍTULO IV
TROVOADAS E TRANSFORMAÇÕES NO CAMPO DA SAÚDE MENTAL ... 124
NOVAS DIRETRIZES GOVERNAMENTAIS 124
NINGUÉM ESCAPARÁ, PERSONA NON GRATA! 133
REAFIRMAÇÃO DE BASES 138

CAPÍTULO V
O MANANCIAL DE BOAS PRÁTICAS NO MUNICÍPIO DE FRANCA-SP 146
PARA QUE SE GARANTISSE A SOBREVIVÊNCIA 146
'INSPIRAÇÃO' QUE TRANSFORMA 159
UM NOVO MODELO 166
ENFIM, VOLTANDO PARA CASA 171

Últimas Considerações... 177
Referências Bibliográficas 185

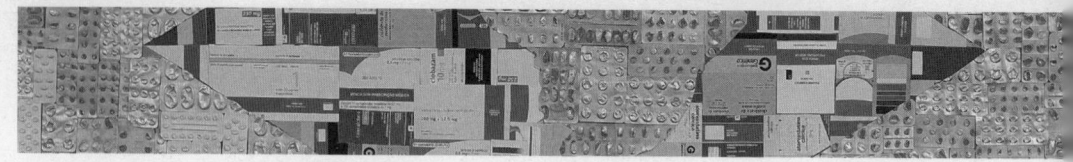

Considerações inaugurais

A reconstituição do percurso da assistência psiquiátrica no Brasil já foi sucedida por diversos autores, sob diferentes perspectivas, dos mais diversos campos do saber acadêmico-científico. Diferentes sujeitos debruçaram-se sobre essa tarefa, com o objetivo de olhar criticamente para os aspectos históricos e os paradigmas fundantes do aparato psiquiátrico – compreendido como o conjunto de relações entre as instituições, práticas e saberes que se legitimaram ao longo dos séculos.

Alguns se lançaram na empreitada de desvelar a loucura como objeto de exclusão e violência, a propagação e o desfecho de algumas instituições asilares, assim também as diferentes transformações da instituição psiquiátrica no Brasil. Outros ajustaram o foco sobre a origem dos hospitais psiquiátricos, mais especificamente sobre a "grande internação" e toda sua estrutura de exclusão que caracterizou a assistência da pessoa que apresenta algum tipo de sofrimento mental. A bibliografia nesta área, como se sabe, é demasiadamente extensa de apontamentos e considerações acerca de um campo que até pouco tempo esteve completamente às margens das políticas sociais e públicas em nosso País.

Este livro pretende abordar, ainda que de maneira sucinta, a trajetória da assistência psiquiátrica brasileira convencional, destacando tão somente os principais aspectos dessa trama, como a ascensão dos domínios da ciência e categoria médica, um pequeno número de atores e personagens importantes no campo da saúde mental, além de algumas realidades das principais instituições do Brasil, especialmente as de natureza governamental.

Contudo, a proposta substancial deste livro consiste em apresentar uma leitura até então inédita ao campo da saúde mental brasileira, identificando como uma instituição privada sem fins lucrativos, inaugurada nos primeiros idos do século 20, comportou-se e atuou nos distintos momentos históricos. Dito de outro modo, o objetivo desta obra compreende abordar algumas vertentes da história da assistência psiquiátrica brasileira ainda não abordadas em profundidade, desta feita, pelo prisma de um ator não governamental que conseguiu atravessar e resistir aos inúmeros desafios postos ao longo de sua jornada.

Para tal, o livro está estruturado sob a forma de ensaios. Alguns recontarão parte das histórias conhecidas ao leitor interessado pelo campo da saúde mental. Outros irão recontar o centenário da Fundação Espírita "Allan Kardec", uma Instituição privada sem fins lucrativos, inaugurada nos primeiros idos do século 20, no município de Franca – SP, por um refinado grupo de espíritas – liderados por José Marques Garcia –, que se distinguiu por muita labuta, entusiasmo e entrega. A história desta Casa de assistência psiquiátrica resguarda uma interessante versão sobre algumas dinâmicas enfrentadas pelos atores não estatais, atravessando os diferentes períodos de incertezas, divergências teóricas e metodológicas, ausência de políticas públicas, instabilidade política, descrédito das instituições psiquiátricas e, mais recentemente, transformações na forma de se prestar os cuidados em saúde mental.

A Fundação Espírita "Allan Kardec", humildemente inaugurada em 1922, como Asylo "Allan Kardec", atravessou todos os principais contextos assinalados anteriormente. Quase sucumbiu em alguns momentos de mais dificuldade, falta de apoio ou pelas transformações e reformas intrínsecas ao campo da saúde mental. Mas resistiu ao longo das décadas, levando a cabo o espinhoso trabalho de oferecer uma assistência psiquiátrica diferenciada em vários aspectos, especialmente pela valorização do público atendido. Este livro, portanto, tornará público os diferentes períodos enfrentados pelas alternadas diretorias.

Longe de querer romantizar a trajetória de uma instituição específica, ou tampouco o modelo de atenção centrado no hospital psiquiátrico, o valor dessa obra se localiza na própria essência, resistência e transformação que a Casa experimentou ao longo do seu centenário, buscando encontrar soluções para os distintos entraves que foram se apresentando ao longo do percurso, ajustando-se aos diferentes ciclos da trajetória da saúde mental brasileira, e, sobretudo, levando sua missão institucional ao final, com esperança e fé, às criaturas que vieram ao mundo carregando alguma forma de sofrimento mental.

O propósito desta publicação, por conseguinte, consiste em demarcar os principais acontecimentos históricos da assistência psiquiátrica no Brasil. Mas, essencialmente, ao conceber o diálogo entre algumas particularidades do contexto maior e as luzes de uma Instituição legítima, e agora secular, pretende desmontar algumas visões e compreensões enraizadas no imaginário social, especialmente as que apontam os hospitais psiquiátricos, de modo indistinto, como os grandes vilões da tragédia humanitária que caracteriza o itinerário da saúde mental no Brasil.

Para o alcance desse objetivo, os diversos ensaios proporcionarão breve e verdadeira incursão pelos cem anos de uma história até então não contada, destacando o árduo caminho percorrido em alguns momentos, por diversos trabalhadores de última hora, que entregaram todas suas energias a uma Instituição que desde a sua origem se propôs a oferecer atenção e cuidados no campo da saúde mental, lutando de modo que ela tivesse condições de persistir ao longo de tantas décadas, aliviando o sofrimento de milhares de sujeitos, independentemente de suas origens, etnia, território ou condição social.

Todo esse empenho, que como mencionado, iniciou-se de forma modesta e despretensiosa, em uma singela "casinha" com as paredes mal alinhadas, que logo se transformou em um grande hospital psiquiátrico, culminando posteriormente em uma pujante estrutura de cuidados e atenção em saúde mental, atualmente reconhecida em todo o território nacional, pela excelência das tecnologias desenvolvidas no campo da assistência psiquiátrica.

Neste ano de comemoração do primeiro centenário, a Fundação Espírita "Allan Kardec" registra valorosa folha de serviços prestados no solo da saúde mental brasileira, atuando em diversas frentes da atenção: hospital psiquiátrico, hospital-dia, centros de atenção psicossocial, oficinas de desenvolvimento humano e residências terapêuticas. O vigente modelo de atuação da Entidade, assim sendo, ao mesmo tempo em que reflete o processo de transformação da política de saúde mental brasileira, também distingue os esforços de um ator não estatal para se ajustar ao novo contexto.

Todo este decurso, caracterizado por sua complexidade e dinâmica não retilínea, será retratado ao longo das próximas laudas, as quais realçam o quão difícil foi elevar-se à atual condição. Para que essa vibrante história pudesse ser reproduzida, de maneira autêntica e equânime, houve uma profunda leitura dos principais documentos – artigos do Jornal "A Nova Era" e atas das Diretorias –, produzidos pelas mãos dos próprios sujeitos que, ao custo de muito empenho e amor à obra, conseguiram erguer uma das mais notáveis e resistentes instituições de saúde mental do Brasil.

Ante a riqueza e distinção dos textos apreciados, esta obra deseja estimular a imaginação do leitor a percorrer pelos principais acontecimentos que balizaram a trajetória da assistência psiquiátrica brasileira, especialmente as conformações mais relevantes desta Casa: suas origens, a construção de um relevante patrimônio material e imaterial, os copiosos enfrentamentos que se fizeram necessários, as adversidades e superações de cada período, a relação estabelecida (ou não) com os poderes públicos, as recentes reformas empreendidas na estrutura dos serviços, dentre outras variadas questões.

O epílogo conterá os recentes processos de reformulação promovidos pela atual gestão, com destaque para a vigente estrutura de serviços da Fundação Espírita "Allan Kardec", ainda em forte movimento de transformação. Visto os principais aspectos que serão debatidos neste livro, esclarece-se que o mesmo extrapola o mero registro factual. Tampouco se trata de uma peça comemorativa ao centenário da Instituição. A valer, ele representa importante contribuição para o campo da literatura nacional destinada a abordar a história da saúde mental e da assistência psiquiátrica em nosso País.

Trata-se, à vista disso, de um esforço colocado à disposição da comunidade de modo geral, seja acadêmica ou não, que esteja interessada em embarcar nas diversas e emocionantes resenhas, cuidadosamente produzidas, que informam consideráveis questões sobre o ser humano, os seus limites e sua capacidade de concepção, tanto de sofrimento quanto de afeto.

Que você faça uma excelente leitura!

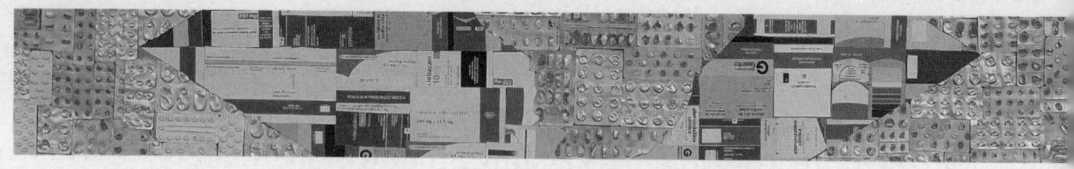

CAPÍTULO I

O ALVORECER DA ASSISTÊNCIA PSIQUIÁTRICA NO BRASIL

NOS CALABOUÇOS DA ESCURIDÃO!
... o início da institucionalização da loucura no Brasil

Ao longo dos séculos, os alienados receberam denominações, em sua maior parte pejorativas, que foram se alterando pelos períodos e contextos. A princípio foram chamados de loucos, insanos, doidos, sandeus, dementes, doentes mentais, idiotas e até mesmo imbecis. As primeiras formas de assistência a este público basicamente dependiam de duas questões: a classe social e o nível de agressividade que eles ascendiam na sociedade.

O tratamento dispensado aos pacientes da razão desde sempre fora marcado pela desigualdade de classe, isto é, distinguido a partir da condição social e econômica de suas respectivas famílias. No contexto do Brasil colonial, os que apresentavam comportamento tranquilo podiam vaguear pelas cidades ou pelo campo.

No entanto, ao sinal de algum tipo de comportamento agressivo, ou socialmente incômodo, sua sorte dependeria das relações de parentesco. Se proveniente de uma família "sem eira nem beira", o mais provável era a reclusão em cadeias públicas ou "[...] porões das Santas Casas de Misericórdia, onde permaneciam amarrados e vivendo sob péssimas condições de higiene e cuidados" (PASSOS, 2009, p. 104). No caso de uma família abastada, de "posses", o internamento não era imposto, cabendo aos parentes a decisão por mantê-los no seio familiar.

Não há estatísticas oficiais sobre quantos enfermos foram lançados na escuridão desses porões. Os poucos relatos deste período indicam que a barbaridade imperava em tais locais. De maneira geral, não havia grandes diferenças entre o tratamento oferecido pelas Santas Casas e as cadeias públicas. Antônio Luiz da Silva Peixoto, nos idos de 1837, publicou sua tese de doutoramento,[1] descrevendo tais locais como "[...] sem regímen, limpeza, polícia e caridade", considerando o termo calabouço o nome mais adequado a ser utilizado.

A institucionalização da loucura em nosso país, de maneira inegável, fez-se à custa de incontáveis histórias dolorosas. A noção de que o tratamento ofertado pelas Santas Casas de Misericórdia não mais poderia ser aceito, do ponto de vista moral, desabrochou apenas no final do século XIX, basicamente por duas questões: com a chegada da família real ao Brasil, aspecto que fomentou a esperança de modernizar o país; e com

---

1   Considerações Gerais sobre a Alienação Mental (1837).

o avanço da medicalização da loucura, ancorada pelo desenvolvimento do saber médico e a consequente reivindicação da autoridade sobre as doenças mentais e seu tratamento.

A loucura, que por mais de trezentos anos havia sido amplamente ignorada, por parte da sociedade, passaria então a ser objeto de intervenção dos poderes governamentais. Nesse contexto, as múltiplas formas de violência dirigidas contra os pacientes eram bastante comuns e naturais. E os poderes públicos, gradativamente, passaram a sofrer pressões sociais para restringir a livre circulação dos alienados, pois era preciso manter a ordem das cidades.

A chegada da família real em 1808 e a Independência em 1822 acentuaram a importância do controle do espaço urbano, exigindo providências enérgicas de modo que a livre circulação de pacientes da razão, vadios e criminosos fosse interrompida o quanto antes, levando-os às cadeias ou Santas Casas de Misericórdia. O processo de urbanização decorrente desses dois acontecimentos históricos apressou a necessidade de repensar a questão da loucura, pois os mentecaptos também passaram a migrar, em maior escala, dos campos às cidades.

Com a ausência de iniciativas do poder público, coube à filantropia prover algum tipo de assistência. Do Brasil colonial ao Segundo Reinado, vários hospitais de caridade foram inaugurados nas principais cidades brasileiras, com a missão de oferecer hospedagem, alimentação e cuidados religiosos com o fim de aliviar os males da alma. Tais estabelecimentos muitas vezes recebiam criaturas de toda a sorte: os órfãos, os expostos,[2] os mendigos, os lázaros[3] e os deficientes mentais. Não se sabe ao certo como tais instituições organizavam o atendimento a públicos tão distintos. Mas, o pouco conhecimento a respeito indica que os alienados mentais quase sempre eram isolados em divisões específicas, onde tinham acesso a certa assistência médica precária, ou mesmo ausente – assim como os demais públicos atendidos.

Trata-se de um contexto em que não havia psiquiatras ou alienistas. A recém-criada Sociedade de Medicina e Cirurgia, nos idos de 1830, lançara uma palavra de ordem que por décadas se propagou: "aos loucos o hospício". Assim surgiu a necessidade de se construir hospícios.

A solução encontrada foi a captura e o enclausuramento total dessa população. Esta foi a gênese do projeto de medicalização e institucionalização da loucura no Brasil, alcançado a partir da construção dos primeiros hospícios brasileiros. O primeiro deles, o Hospício D. Pedro II,[4] inaugurado em 1852, pode ser considerado o marco institucional da assistência psiquiátrica brasileira, quando o tratamento começa a ser ofertado a partir de uma perspectiva que deseja tomar certo distanciamento da caridade e da filantropia, aproximando-se do escasso saber importado, sobretudo da França, pela medicina.

---

2   Denominação empregada como referência aos recém-nascidos abandonados.
3   Denominação utilizada naquele período para se referir à doença infecciosa que hoje conhecemos como hanseníase, caracterizada por chagas e feridas na pele.
4   O Hospício Dom Pedro II foi inspirado no modelo asilar francês, elaborado por Pinel e Esquirol.

Com base na experiência da França, da Inglaterra e dos Estados Unidos, em 1839 o Dr. Luiz Vicente De-Simoni escreveu sobre a "Importância e necessidade da criação de um manicômio ou estabelecimento especial para o tratamento dos alienados", construído e dirigido pelos princípios da ciência. Tornara-se urgente "[...] melhorar a sorte desses infelizes e de granjear-lhes um local mais conveniente em que se pudessem restabelecer de sua enfermidade por um tratamento físico-moral adequado" (DE-SIMONI, 1839).

Junto a outros quatro médicos,[5] em 1829, o Dr. De-Simoni colaborou para a criação da Sociedade de Medicina do Rio de Janeiro (SMRJ).[6] A Sociedade recém-criada tornou-se um potente espaço de discussão sobre a higiene pública no Brasil e a necessidade de promover diferentes reformas no âmbito da saúde pública, dentre as quais estavam os locais de assistência aos alienados mentais. Neste período, a SMRJ instituiu uma Comissão de Salubridade que assumiu a responsabilidade de elaborar um parecer sobre o tratamento destinado aos pacientes.

Este parecer, que de certa forma pode ser considerado um dos primeiros diagnósticos acerca da assistência psiquiátrica brasileira, não titubeou quanto à realidade observada: locais insalubres, construções inadequadas e insuficientes para a crescente demanda, além do conhecimento de inúmeras barbaridades que ocor-

---

5   Os demais são: o Dr. José Francisco Sigaud e o Dr. José Martins da Cruz Jobim, o Dr. Joaquim Cândido Soares de Meirelles e o Dr. João Maurício Faivre.
6   A SMRJ, à época, correspondia ao atual Conselho Federal de Medicina.

riam nesses espaços. Logo, defendiam eles um local conveniente para o reestabelecimento dos dementes, por meio de um tratamento físico e moral bem dirigido, "[...] e onde eles não se tornem ainda mais loucos" (DE-SIMONI, 1839).

Oda e Dalgalarrondo (2004) assinalam que as denúncias assinaladas pela SMRJ tinham algumas intenções subjacentes, as quais se inseriam em um projeto mais amplo de intervenção da corporação médica, empenhada em tornar-se uma autoridade no campo da saúde mental. Os dirigentes do País, por sua vez, estavam igualmente interessados em elevar o Brasil à condição de nação moderna, o que incluía um centro político estável, um sistema político-representativo e o estabelecimento de padrões culturais e institucionais próximos aos países da Europa.[7]

Nessa direção, as primeiras instituições psiquiátricas foram erguidas sob o discurso de que era necessário defender a sociedade das possíveis ameaças que os pacientes psiquiátricos representavam à ordem e à paz social. E não faltavam justificativas, de todas as naturezas, para enclausurá-los. As de caráter humanitário apregoavam que os hospícios protegeriam os pacientes dos maus-tratos vivenciados nas ruas. Do ponto de vista médico, defendiam que seria possível dar-lhes tratamento adequado, de acordo com as teorias e técnicas compatíveis. Com relação à segurança pública, a reclusão dos pacien-

---

[7] Neste contexto, na Europa e nos Estados Unidos da América, vários reformadores já defendiam transformações humanitárias nas instituições de tratamento dos alienados: Vicenzo Chiaruggi, na Itália; William Tuke, na Inglaterra; Benjamin Rush, nos Estados Unidos; Joseph Daquin e Philippe Pinel, na França.

tes protegeria a sociedade das possíveis agressões e violências que estes poderiam cometer.

O conjunto de argumentos construídos pela Sociedade de Medicina foi bastante potente, ecoando rapidamente para dentro da Quinta da Boa Vista.[8] O Império brasileiro, logo no início do Segundo Reinado (1841-1889), estava decidido a construir um grande hospício exclusivo para os pacientes. E assim foi feito, pelo Decreto 82, de 18 de agosto de 1841, que informava: "Hei por bem fundar um Hospital destinado privativamente para o tratamento de alienados, com a denominação de Hospício Pedro II" (LOPES, 1965, p. 119). Este seria apenas o primeiro de muitos outros que estariam por vir. Sua inauguração ocorreu em meados de 1852, com a hospitalização dos primeiros 144 pacientes oriundos da enfermaria provisória da Praia Vermelha e outros do Hospital de Misericórdia.

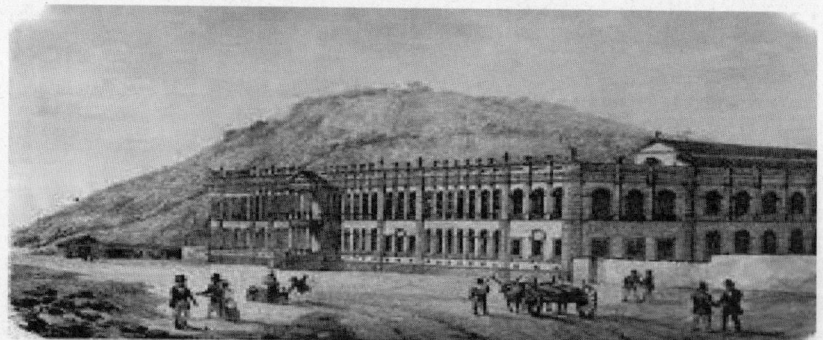

Pela grandeza da obra, o Hospício Pedro II chegou a ser considerado um dos melhores hospitais psiquiátricos do mundo. Este reconhecimento, vale registrar,

---
8 A Quinta da Boa Vista serviu de antiga residência da realeza e dos imperadores do Brasil, entre 1822 e 1889, quando foi proclamada a República.

ocorreu apenas nas primeiras décadas após sua inauguração. "Havia grades, celas de isolamento, quartos fortes, mas existia um esboço de tratamento ocupacional com instrumentos de música, oficina para trabalhos manuais e, sobretudo, espaço, claridade e páteos arborizados" (LOPES, 1965, p. 121). O trabalho ocupacional logo se expandiu para oficinas de sapateiro, alfaiate, marceneiro, florista e de desfiar estopa.

Não demorou até que o Hospício Pedro II recebesse as primeiras ampliações, visando expandir sua capacidade de atendimento. Até 1862 o Hospício acolhera, de bom grado, todos os pacientes que as autoridades públicas encaminhavam. Neste ano, porém, o número de doentes se excedeu consideravelmente, de modo que o chefe de Polícia e demais autoridades do Império fossem comunicados acerca da impossibilidade de admissão de novos enfermos. As requisições das autoridades públicas, inclusive de Ministros do Império, eram repetidamente indeferidas, sob a alegação de não haver vagas. Tolhido de encaminhar novos casos ao hospício que ajudara a construir, o Império consentiu que os pacientes fossem levados ao Asilo de Mendicidade e às prisões. A demanda por mais hospícios crescia a todo vapor. Mesmo o asilo de mendigos, com capacidade para 200 atendimentos, chegou a receber 350 alienados.

Ao término do século XIX, bem próximo ao fim do Império, as boas impressões do Hospício Pedro II deram lugar a um espaço que respirava miséria e abandono. Uma publicação datada de 1905, em um jornal de grande circulação do Rio de Janeiro, descreve que "a casa era suja e sombria; as enfermarias acanhadas e escuras; os loucos dormiam, ao acaso, atirados pelo chão; as roupas eram velhas e esfarrapadas; a comida era péssima; e o tratamento médico, já não era o mesmo [...]" (BARRETO, 2017, p. 260).

Com a Proclamação da República, o Hospício Pedro II foi desanexado da Santa Casa de Misericórdia, passando a denominar-se Hospício Nacional de Alienados. O Dr. Juliano Moreira – a quem será dedicado um ensaio específico, tamanho foram suas contribuições no âmbito da saúde mental brasileira – que a esse tempo era professor substituto de Psiquiatria na Faculdade da Bahia, assumiu a direção do Hospício, passando a esquadrinhar e aplicar diversas concepções da psiquiatria moderna.

A boa direção do Dr. Juliano logo transformou as condições do hospício. A mesma publicação de 1905 descreve que, em pouco tempo, já não se via mais as mesmas condições de miséria e barbárie.

> *Hoje, no Hospício, os enfermos, sem exceção, tanto os abastados, como os pobres, bem alimentados, bem alojados, bem-vestidos, estão entregues aos cuidados de médicos moços, ambiciosos de um justo renome de glória, estudando sempre, procurando sempre aumentar o seu capital de saber e experiência, e dispostos a provar à luz da evidência que não é com a brutalidade da camisa de força, da pancada e do quadro-forte que se pode restituir o raciocínio ao cérebro perturbado de um louco (BARRETO, 2017, p. 262).*

Após a inauguração do Hospício Pedro II, diversos outros asilos foram erguidos, visando ao atendimento específico dos alienados. O Estado de São Paulo foi o segundo a construir um local exclusivo para o tratamento dos pacientes psiquiátricos: o Hospital de Alienados, também em 1852. Com a rápida superlotação do mesmo, o Dr. Franco da Rocha, então médico daquele local, convenceu as autoridades paulistas de que o Estado necessitava criar um hospício maior, tido como modelo, com pavilhões isolados e sob a égide da psiquiatria moderna. As obras tiveram início dois anos mais tarde, tudo de acordo com as recomendações do Dr. Franco da Rocha. Nas palavras do Dr. Juliano Moreira, a inauguração do "magnífico" Hospício de Juquery representava uma das formas de assistência mais condigna para o tempo em que estavam.

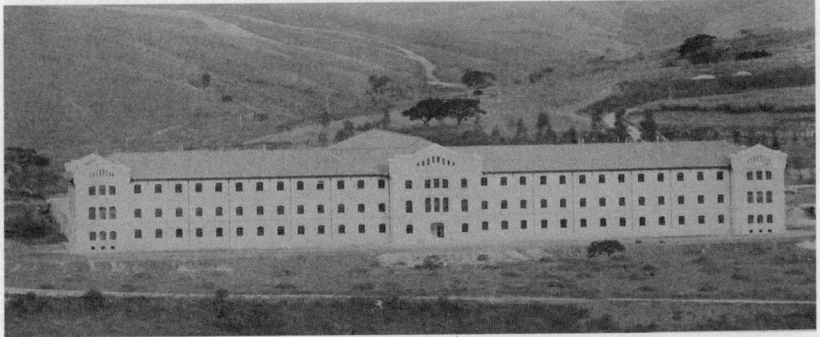

Até 1889, pouco antes da Proclamação da República, o país contava com poucos locais para o internamento exclusivo aos pacientes com transtornos mentais. Para além dos hospícios do Rio de Janeiro e São Paulo, tem-se o registro dos seguintes locais: Casa de Saúde Dr. Elias, em 1860, no Rio de Janeiro; Hospício de Alienados (Ladeira de Tabatinguera), em 1864, em São Paulo; Hospício de Visitação de Santa Isabel, em 1864, em Olinda-Recife; Enfermaria do Hospital de Caridade, em 1865, em Belém; Hospício de Alienados, em 1873, Belém; Asilo de São João de Deus, em 1874, em Salvador; Enfermaria do Hospital da Santa Casa de Misericórdia, em 1875, na Paraíba; Enfermaria do Hospital de São João Batista, em 1878, em Niterói; Hospício de Alienados (Tamarineira), em 1883, em Recife; Hospício São Pedro, em 1884, em Porto Alegre; Asilo de Alienados de São Vicente de Paula (Porangaba), em 1886, em Fortaleza.

Oda e Dalgalarronda (2005) identificam uma clara contradição entre o discurso e a prática deste período. O discurso era promovido a favor de um projeto de assistência oficial e moderno aos pacientes. Mas, a prática impunha às pessoas reclusão forçada e condições bastante insalubres. Havia, como dito anteriormente, fortes pressões para retirar essas pessoas das ruas e interná-las nos hospícios. E esta ação era prontamente executada pelas autoridades policiais, com o amplo consenso da opinião pública quanto à necessidade e legitimidade de recolhê-las em tais estabelecimentos, quando existiam.

No entanto, em pouco tempo, os vários hospícios criados neste período já estavam superpovoados, revelando-se insuficientes para dar cabo da crescente demanda. Os médicos eram escassos e exerciam pouca autoridade nesses espaços, o que produzia constantes desacordos entre os dirigentes e os médicos alienistas, que demoraram a conquistar seu reconhecimento sobre a assistência psiquiátrica no Brasil.

Ao contrário do que ocorreu na Europa, sobretudo na França, onde o hospício tornou-se um rico ambiente para a produção e inovação científica, por meio do avanço teórico e conceitual das desordens mentais, a maior parte das primeiras instituições brasileiras criadas neste período permaneceu sob a batuta da caridade e da natureza religiosa, sendo administradas por leigos, ou seja, não médicos – que causaram polêmicas de todo o tipo.

Esta realidade tencionou ainda mais o desenvolvimento de uma nosologia psiquiátrica,[9] de maneira que, tanto os critérios para internação, quanto as estratégias de tratamento dos dementes, ainda eram baseados no senso comum acerca do que seria "normal" ou "anormal". Era preciso, de acordo com a categoria médica, que o seu saber avançasse sobre os princípios e métodos terapêuticos do tratamento moral da loucura.

OS PRIMEIROS PASSOS
... entre a teoria e assistência psiquiátrica, na transição dos séculos XIX e XX

> *Então tende o espírito humano a coordenar em grupos os fatos observados. [...] Incontestável porém é que o círculo máximo das divergências entre os estudiosos de cada ciência se vai estreitando cada vez mais para maior proveito nosso.*
> Dr. Juliano Moreira, em 1919.

---

9 A nosologia psiquiátrica refere-se à descrição, à ordenação e à classificação das doenças mentais, isto é, das diversas disfunções psíquicas e dos sintomas psiquiátricos.

É bastante perceptível que até o início da Primeira República a incipiente teoria psiquiátrica e a reduzida assistência ao paciente psiquiátrico precisavam se aproximar. Os alienistas sabiam que o avanço da saúde mental passava pelo alinhamento destes dois campos. Os médicos, há tempos, reclamavam a necessidade de se pensar e instituir novas práticas asilares. E aos poucos, desde a inauguração dos primeiros hospícios, os pacientes estavam sendo retirados das prisões e enfermarias das Santas Casas de Misericórdia.

A passagem entre os séculos XIX e XX pode ser caracterizada como um período de grande produção de conhecimento sobre a área psiquiátrica. Os alienistas do eixo Rio / São Paulo estavam em pleno processo de consolidação, no imaginário social, acerca da importância de sua atuação. Estes se inseriam no escopo da medicina social, que por sua vez tinha um projeto que marchava a largos passos: firmar-se como saber necessário à sociedade brasileira. E a Medicina, de modo geral, estava bem articulada com a gestão política do espaço social, atuando como instância de controle social dos indivíduos, uma vez que diversos preceitos médicos haviam então penetrado as narrativas, os regulamentos institucionais e diversas decisões políticas.

No âmbito da alienação mental, o saber médico se debruçava não apenas sobre a nosologia das doenças, mas igualmente sobre as diferentes categorias de pacientes e as respostas que o Estado deveria fornecer a este público, isto é, os modelos de assistência mais convenientes e efetivos. A tipificação dos pacientes, grosso modo, era composta por três categorias:

1. Os doentes atingidos por psicoses agudas, em sua maioria incuráveis, que precisavam de hospitalização e/ou assistência psiquiátrica. Este público demandava a máxima vigilância, por meio de um cuidado médico constante.

2. Os pacientes crônicos, também incuráveis em sua maioria, mas com certa capacidade psicológica e cognitiva. Este grupo, juntamente com os convalescentes do grupo anterior, estaria elegível para alguns trabalhos rurais ou nas oficinas desenvolvidas pelos manicômios, devendo usufruir do máximo de liberdade possível.

3. Os enfermos inválidos, entravados, os senis e os portadores de transtornos mentais profundos, incapacitados para o trabalho. Para estes é que o hospital colônia, considerado moderno, deveria reservar o quarteirão denominado hospício. Ali, os pacientes receberiam os cuidados higiênicos e médicos para lhes suavizar a vida.

Reconhecidas as principais categorias de pacientes psiquiátricos, tornara-se necessário que os Estados construíssem locais específicos para tratar os diferentes tipos de alienação, isto é, que os estabelecimentos de saúde mental separassem seus doentes em pavilhões distintos. Para isso, as principais diretrizes desse período recomendavam um agrupamento cuidadoso dos doentes. A nova concepção de hospício, em boa parte, e há algum tempo, passara a repudiar as práticas de isolamento e repressão física, como as grades e os coletes de força. E os alienistas brasileiros precisavam, com certa urgência, revestir sua atuação de mais cientificidade, de modo que as práticas de assistência psiquiátrica passassem definitivamente a estar sob os seus domínios.

Todo esse contexto fez com que a teoria psiquiátrica no Brasil ganhasse novo impulso nas primeiras décadas do século XX. O saber psiquiátrico brasileiro, que até então seguia a escola francesa de Pinel, a partir de 1890 começou a ser substituído pela teoria de Kraepelin.[10] Os alienistas brasileiros se depararam com a exigência de um mergulho no interior da "ciência" da alienação mental, aspecto que os motivou a participarem mais ativamente dos debates científicos desenvolvidos na Europa, nos fins do século XIX, debruçando-se sobre os novos conceitos acerca das doenças mentais, assim também suas novas formas de institucionalização.

Todos esses caminhos levaram um grupo de alienistas brasileiros a tentar evadir-se da causalidade moral ou tão somente orgânica das doenças mentais. A mera descrição dos sintomas já não era suficiente para

---

10 Emil Kraepelin foi um psiquiatra alemão, comumente citado como o criador da psiquiatria moderna e genética psiquiátrica. Kraepelin defendia que as doenças psiquiátricas são majoritariamente causadas por desordens genéticas e biológicas.

sustentar a autoridade médica. Era preciso entender melhor a alienação mental, suas possíveis origens e, consequentemente, as formas de tratamento. Logo, as principais teorias passaram a incorporar algumas causas psicológicas e sociais à etiologia orgânica da doença mental, afastando-se, o tanto quanto possível, do fato moral. Este foi o contexto que levou a psiquiatria brasileira a deslocar sua atuação do campo moral para um saber psicológico, ainda bastante incipiente, vale registrar.

Dentre as questões emergentes do saber médico-psiquiátrico estava a influência da civilização na produção das doenças mentais, a importância da educação e o conceito das degenerescências. Já no século XX, a loucura passa a ser compreendida como distúrbios psíquicos, definidos pela interação do estado psicológico com as condições fisiológicas do indivíduo. A teoria da degenerescência, que concebia as doenças mentais como resultados ou desvios de uma influência mórbida, seja ela de ordem física ou moral, tinha ampla ressonância dentro da classe médica.

O conceito de degenerescência se baseava na dicotomia normal-anormal, atribuindo a degeneração a um processo fundamentalmente fisiológico, o qual, ao passar dos anos, comprometeria as funções psicológicas. Também imputava um componente hereditário, com a transmissão de seus males a seus descendentes, gerando "maus filhos, para infortúnio do nosso futuro" (MOREIRA, 1905, p. 167).

> *O caráter social do conceito de hereditariedade faz o combate à mestiçagem aparecer sob uma roupagem de cientificidade. A mestiçagem será considerada negativa para a composição de uma sociedade civilizada em que os padrões de progresso não devem ser ameaçados pela geração de indivíduos suscetíveis de degeneração física e moral, conseqüência da união de raças diferentes, que ao se cruzarem os transmitem à descendência, formando 'raças mais fracas'. Essas idéias são propugnadas pelos psiquiatras da Liga Brasileira de Higiene Mental, que tomaram o modelo conceitual organicista para fundamentar a proposta preventiva da psiquiatria do século XX (PORTOCARRERO, 2002, p. 53).*

Ainda que tais pressupostos pareçam absurdos para os tempos atuais, eles foram amplamente difundidos pela Liga Brasileira de Higiene Mental (LBHM). Por ora, destaca-se apenas que os psiquiatras do início do século XX, a partir da dicotomia normalidade x anormalidade, passaram a criar um amplo sistema de classificação dos indivíduos.

E os médicos-psiquiatras, na transição entre o Império e a Velha República, estavam a caminho de conquistar a hegemonia sobre o tema da loucura. Sua atuação era amplamente requisitada pelo aparato estatal, seja nas Universidades públicas, nos órgãos de saúde-higiene em nível federal, estadual e municipal, além dos diversos departamentos dos hospitais psiquiátricos então edificados neste período.

UM LEGÍTIMO AZO DE LUZ
... Dr. Juliano Moreira: um homem à frente do seu tempo

> [...] a éra ideal, talvez utopica, de fechar manicomicos por falta de loucos, como algures se fecham gafarias por falta de leprosos.
>
> Juliano Moreira, em artigo escrito em 1909

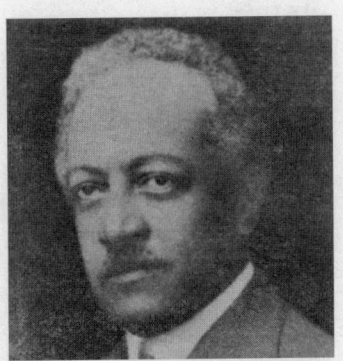

O Dr. Juliano Moreira, mencionado anteriormente, trata-se de uma personalidade que realmente merece um destaque à parte, por tudo o que representou e dispôs para a saúde mental brasileira. Negro, baiano e de origem pobre, Juliano Moreira ingressou na Faculdade de Medicina aos 14 anos de idade, e aos 22 janeiros, como ele mesmo dizia, defendeu uma tese sobre a sífilis, que ganhou repercussão internacional. Muito à frente de seu tempo, é difícil caracterizar sua trajetória: médico, alienista, dermatologista, psicólogo, tropicalista, naturalista e considerado o pai da disciplina psiquiátrica no Brasil.

Sua atuação merece destaque não apenas pelo rebatimento das teses eugenistas de Raymundo Nina Rodrigues, seu professor na primeira turma de Medicina Legal, e posteriormente colega de docência, além de membro da Liga Brasileira de Higiene Mental. Em um contexto em que as principais correntes teóricas defendiam que a mestiçagem seria uma potente causa das doenças mentais, Dr. Juliano Moreira, aos 18 anos de idade, já enfrentava tais pressupostos – uma postura bastante minoritária dentre os médicos da época. Sua tese de conclusão do curso de Medicina questionara os pressupostos difundidos sobre a inferioridade racial: "Quantas são as raças? Onde termina a raça branca? Onde começa a amarela? Onde acaba? Onde começa a preta"?

Ainda que Dr. Juliano Moreira tenha aglomerado significativo número de entusiastas pelo seu trabalho e por suas teorias, estamos falando de uma época em que a escravidão e seus desdobramentos estavam difundidos por toda a parte. Predominava no Brasil um forte racismo científico, empenhado em comprovar a existência da inferioridade racial dos negros e índios, em relação ao branco. E essa suposta inferioridade, de acordo com as correntes teóricas majoritárias, seria uma das grandes causas de indivíduos desequilibrados, degenerados, híbridos do ponto de vista físico e intelectual, além de outras supostas "incapacidades."

Mesmo Dr. Juliano Moreira curvando-se a alguns pressupostos da LBHM, sua atuação pode ser considerada absolutamente decisiva para a descontinuidade da prática psiquiátrica até então empreendida. Grande parte de sua formação foi adquirida durante uma viagem de sete anos pela Alemanha, Inglaterra, França, Itália e Escócia, onde pôde realizar cursos e estágios sobre as doenças mentais. Seu retorno ao Brasil marcou o primeiro esforço de um corpo teórico científico, ao rejeitar a simples importação das teorias psiquiátricas francesas. Em vida, já havia definitivamente deixado sua marca nos anais da história da Medicina e, sobretudo, da ciência psiquiátrica brasileira.

Em um contexto em que a teoria e a assistência psiquiátrica estreitavam seus laços, Dr. Juliano Moreira assumiu a Direção do Hospital Nacional de Alienados[11], e, empenhado em torná-lo um espaço médico, conseguiu promover diversas inovações no modelo teórico e na prática psiquiátrica no Brasil, alargando seus domínios. Seu pensamento colocou em xeque toda a fundamentação teórica até então sustentada, baseada na abordagem puramente organicista. A ele é atribuído a ruptura entre uma psiquiatria eminentemente moral, ancorada na teoria de Esquirol (1838), para uma medicina mental, cuja prática psiquiátrica se fundamentava em argumentos científicos. Seus manuscritos conseguiram comprovar a necessidade de integrar os elementos físicos e psicológicos, constituindo, assim, uma teoria que pretendia ser psicológica, distante da teoria de base moral.

Dr. Juliano Moreira criticou ao menos três grandes crenças dominantes na Psiquiatria do começo do século XX: a inexistência de doenças mentais próprias dos climas tropicais, defendidas pelos médicos tropicalistas[12]; a associação entre a condição racial e insanida-

---

11 J. Moreira foi diretor do Hospital Nacional de Alienados de 1903 a 1930.
12 Diversas teorias tropicalistas eram amplamente aceitas, as quais apregoavam a existência de patologias tropicais, desencadeadas pelo meio físico e climático das regiões quentes. Tais pressupostos se estendiam ao campo da saúde mental, por meio de uma perspectiva científica que afirmava haver certos tipos de "doenças mentais climáticas", isto é, formas patológicas relacionadas aos climas quentes.

de mental, fortemente propagada pelos eugenistas, e a tese da inferioridade intelectual nata do negro, também professada pelos eugenistas. Paro Dr. Moreira, a psiquiatria moderna deveria ampliar seu arcabouço investigativo, considerando as novas formas e exigências da vida civilizada, a superlotação e a pobreza nos grandes centros urbanos, o esgotamento físico e mental que os tempos modernos impunham, além de outras questões que buscavam distanciar-se das explicações de natureza moral ou meramente orgânica. Dizia ele: "[...] somos todos igualmente humanos; portanto, enlouquecemos todos por motivos humanos e não climáticos ou raciais" (ODA & PICCININI, 2005, p. 6).

Portocarrero (2002) esclarece que Dr. Juliano Moreira também fomentou as primeiras rupturas entre as práticas baseadas no princípio do isolamento no hospício e as novas formas de assistência realizadas sob outros modelos, como as colônias agrícolas, o manicômio judiciário e a assistência familiar. Neste contexto, os estabelecimentos de assistência psiquiátrica já estavam categorizados a partir dos seguintes modelos: asilos fechados; asilos de portas abertas; colônias agrícolas; colônias familiares anexas aos asilos, perto do asilo ou independentes; aldeias de pacientes; além do tratamento em domicílio, com destaque para o tratamento hetero-familiar. Sobre esta última, é intrigante pensar que há mais de 120 anos um médico alienista defendera que as pessoas que sofriam transtornos mentais deveriam ser cuidadas em ambiente domiciliar e familiar, análogo ao que hoje conhecemos como o Serviço Residencial Terapêutico (SRT).

Outros aspectos e episódios também abrilhantaram a atuação de Dr. Juliano Moreira. Destacá-los é relevante para evidenciar que a trajetória da saúde mental brasileira possui seus azos de luz, momentos em que sujeitos, princípios e instituições alavancaram importantes rupturas e descontinuidades no campo da saúde mental brasileira. No caso de Dr. Juliano Moreira, considerado destemido e arrojado, assim que ele assumiu a direção geral do Hospital Nacional de Alienados, no Rio de Janeiro, imediatamente aboliu o uso de camisas de forças, retirou as grades das janelas e separou as crianças dos adultos.

Os asilos fechados não eram, então, bem aceitos por boa parte dos alienistas que defendiam a extinção de práticas de cárcere, locais com grades e rotina de prisão. Havia o consenso sobre afastar tudo o que lembrasse os quartéis ou as casas de detenção. Os alienistas desse tempo, pouco a pouco, foram se convencendo de que o asilo fechado deveria ser extinto, ou, no mínimo, repensado.

O Hospital Nacional de Alienados, sob a direção de Dr. Juliano Moreira, passou assim a implementar o modelo *open-door*, ampliando as possibilidades de liberdade e trânsito dos pacientes entre alguns espaços do Hospital. Em sua opinião, a experiência dos mais notáveis alienistas da Escócia, Suíça, Alemanha, Bélgica e Holanda já havia demonstrado que ao menos a metade dos alienados, muitas vezes dois terços, poderiam gozar de certa liberdade durante o tratamento. Argumentava ele que "[...] o *open-door* não aumenta o numero de evasões nem o de suicidios senão nos manicômios em que os alienistas não dedicam aos seus pacientes a atenção que lhes é devida [...] (MOREIRA, 1909, p. 06).

A primeira grande regulamentação no campo da saúde mental, em nível nacional é igualmente atribuída a Dr. Juliano Moreira. Isto porque, logo no início da Primeira República, o mesmo escreveu uma dura carta de recomendações e solicitações para o Ministro do Interior, reclamando diversas questões, a saber: ausência de uma lei geral de assistência aos alienados; necessidade de realizar uma ampla reforma no Hospício Nacional; falta de pavilhões especiais; necessidade de ampliar o quadro de médicos, inclusive especialistas diversos (neurologista, pediatra, cirurgiões, oftalmologista etc.); urgência de se abrir uma escola de enfermeiros, visando à qualificação da mão de obra dos hospícios e hospitais, dentre várias reivindicações.

Pouco tempo depois, como resposta, o Governo Republicano publica o Decreto n° 1.132, de 22 de dezembro de 1903, o qual "Reorganiza a Assistência a Alienados". Dentre outros aspectos, o Decreto regulamentou algumas questões importantes, tais quais: o estabelecimento de critérios técnicos para a internação, como o parecer de dois médicos, quando o reclame fosse de alguma autoridade pública ou algum particular; a exigência de que todo hospício, asilo ou casa de saúde, destinado aos enfermos de moléstias mentais, fosse dirigido por profissional devidamente habilitado e residente no estabelecimento; a orientação de que os estabelecimentos deveriam "funcionar em edifício adequado, situado em lugar saudável, com dependências que permitam aos enfermos exercícios ao ar livre"; além de, "possuir compartimentos especiais para evitar promiscuidade dos sexos, bem como para a separação e classificação dos doentes, segundo o número destes e a natureza da moléstia que sofram."

Como visto, no primeiro quartel do século XX, Dr. Juliano Moreira inovou em diversos aspectos. Contudo, ainda que o médico tivesse prestado inúmeras contribuições à saúde mental no Brasil, a grande guinada na forma de se pensar e prestar a assistência psiquiátrica sobreveio a partir da doutrina espírita, edificada sob a luz da codificação de Allan Kardec.

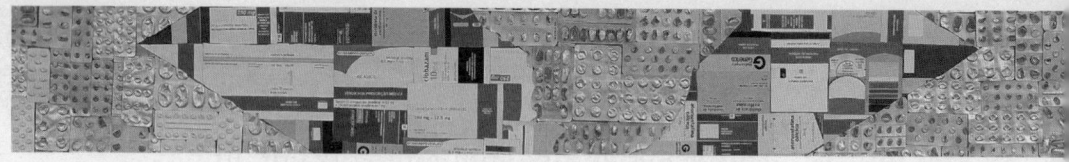

CAPÍTULO II

O DESNUBLAR AREJADO PELA DOUTRINA ESPÍRITA

UM NOVO PRISMA
... o diálogo do Espiritismo com a saúde mental

> *Deus criou todos os homens iguais para a dor, pequenos ou grandes, ignorantes ou esclarecidos, sofrem pelas mesmas causas, a fim de que cada um julgue judiciosamente o mal que pode fazer.*
> Allan Kardec

O título deste ensaio – *um novo prisma* – faz referência à elevada obra do médico e espírita Adolfo Bezerra de Menezes Cavalcanti, *A loucura sob um novo prisma*, publicada originalmente em 1921, nos primeiros anos da transição entre o Brasil imperial e o início da Primeira República. A essa época, a Medicina vivia uma situação ambígua: por um lado, havia galgado importantes avanços enquanto categoria profissional, legitimando-se como saber profissional útil para a sociedade e adquirindo o "[...] monopólio do tratamento de doenças que lhe era garantido pelas leis e por suas instituições de ensino e pesquisa" (SANTOS, 1997, p. 45). A atuação da Liga Brasileira de Higiene Mental estava a pleno vapor, com o amplo respaldo do governo federal, além dos governos estaduais e locais.

No âmbito específico da saúde mental, o principal acervo teórico dos médicos-alienistas era a teoria da degenerescência, cuja proposta, vale registrar, não era preventiva, mas sim "socorrista", um campo que enfrentava ainda diversas críticas e desconfianças relacionadas às limitações do seu saber:

> *Si há dominio onde a Medicina se tem mostrado atrasada e falha, é justamente no que diz respeito ás moléstias mentais e seu tratamento. Restritos a um materialismo exclusivista, os medicos se encastelam unicamente nas pesquisas materiais, convergindo os seus esfôrços para o sistema nervoso, suas lesões e perturbações funcionais.* (Jornal "A Nova Era", 1933, p. 2)

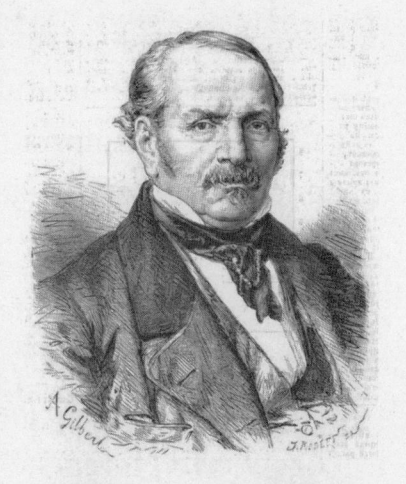

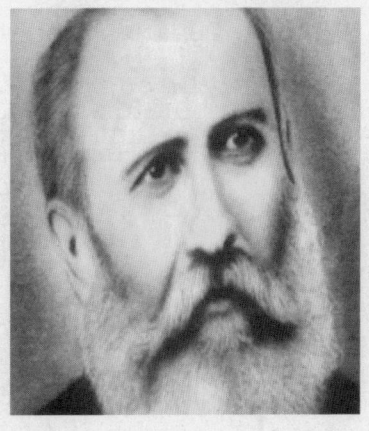

No mesmo período, na Europa (mais especificamente na França), as obras recém-codificadas de Allan Kardec se projetavam como novo corpo teórico para a loucura, buscando não apenas as compreender, mas ao mesmo tempo curá-la. Os pressupostos desnublados pela doutrina espírita assinalavam diferentes perspectivas para se compreender a loucura, as possibilidades de tratamento e, especialmente, a esperança da cura. O Espiritismo trazia novo olhar acerca da vida e das mazelas sociais, apontando soluções aos diversos males da sociedade.

Allan Kardec discutiu a loucura (e suas causas) em sua primeira obra, intitulada *O Livro dos Espíritos*. Assegurou que a etiologia básica da loucura é orgânica, podendo ser desencadeada por outras questões, como preocupações excessivas:

> *Todas as grandes preocupações do espírito podem ocasionar a loucura: as ciências, as artes e até a religião lhe fornecem contingentes. A loucura provém de um certo estado patológico do cérebro, instrumento do pensamento; estando o instrumento desorganizado, o pensamento fica alterado. A loucura é, pois, um efeito consecutivo, cuja causa primária é uma predisposição orgânica.* (KARDEC, 1859, p. 111)

Os pressupostos de Kardec potencializaram a compreensão da loucura para além das causas orgânicas, provenientes da visão organicista dos conhecimentos da Medicina tradicional, admitindo a influência – tanto positiva quanto negativa – dos espíritos desencarnados sobre os humanos. Quando negativa, o fenômeno se define como "obsessão", sendo esta uma das possíveis causas dos desequilíbrios mentais e da "loucura". No livro *A Gênese*, a obsessão é compreendida como a persistente ação de um mau espírito exercida sobre um indivíduo, podendo resultar na "[...] perturbação completa do organismo e das faculdades mentais" (KARDEC, 1999, p. 265).

Percebe-se que as postulações de Kardec não negaram as causas sociais e biológicas da loucura. Sua obra tão somente buscou ampliar a compreensão da loucura ao considerar as obsessões. Seria importante, em sua visão, separar a causa orgânica da obsessão, não confundindo a loucura patológica com a obsessão. Afinal, esta última não seria proveniente de uma lesão cerebral, mas sim da subjugação que os espíritos malévolos exerciam sobre certos indivíduos. Neste sentido, também é importante ressaltar que tanto Kardec quanto os médicos espíritas não defendiam o abandono dos tratamentos médicos convencionais, mas apenas buscavam legitimar a assistência espírita como uma nova possibilidade de tratamento, conjugando o tratamento material e o espiritual.

Em solo brasileiro, Doutor Bezerra de Menezes, entre 1898 e 1899, em seus últimos anos de vida, e mesma época em que presidiu a Federação Espírita Brasileira (FEB), escreveu uma importante tese sobre a loucura. Seus argumentos distanciaram-se da corrente científica organicista, uma postura bastante incomum para os médicos desse período. O médico brasileiro advertia que não era o cérebro quem produzia e gerava o pensamento, mas tão somente a mente. Para ele, "[...] a ciência nadará em um oceano de incertezas, enquanto acreditar que a loucura depende exclusivamente do cérebro" (MENEZES, 1988, p. 154). Dr. Bezerra de Menezes defendeu a necessidade de compreender e explicar os casos de loucura sem lesão cerebral aparente, isto é, de elucidar um tipo de transtorno mental até então desconhecido pelos alienistas. No entanto, mais importante seria observar, diagnosticar e tratar a loucura por meio de terapêuticas diferenciais.

A Medicina tradicional era questionada em diversos aspectos, não somente por suas principais teorias psiquiátricas, as quais, até a primeira década do século XX, seguiam o rastro da hereditariedade e buscavam os antecedentes genealógicos do paciente. Os próprios métodos de tratamento – sangrias, purgações e cirurgias – eram avaliados como pouco seguros, além de extremamente agressivos e dolorosos. Neste contexto, o Espiritismo logo desenvolveu um corpo teórico que se diz estar no campo do conhecimento científico, propondo e promovendo novas propostas terapêuticas, consideradas mais humanizadas, no âmbito da assistência ao doente mental, por meio de centros espíritas, sanatórios ou casas de saúde.

Os diversos centros espíritas até então espalhados pelo Brasil, fundamentados pelas obras codificadas de Allan Kardec, e posteriormente incrementados por Bezerra de Menezes, passaram a oferecer a "esperança da cura" para alguns casos de doença mental. Os centros habitualmente ofereciam assistência espiritual e social, sobretudo por meio de passes magnéticos, distribuição de água fluidificada e terapias da desobsessão. A partir da década de 1920, a terapêutica das desobsessões fomentou a abertura de diversos hospitais psiquiátricos espíritas, por iniciativa de voluntários (grupos de médicos e leigos espíritas) que assumiram a missão de oferecer assistência aos doentes mentais.

É neste exato momento e contexto da história da saúde mental brasileira que se inaugura, no interior paulista, o Asylo "Allan Kardec", sendo uma das primeiras grandes casas de saúde espírita destinada a prestar assistência gratuita ao doente mental. No entanto, versaremos sobre o nascimento desta Casa no próximo ensaio, destinado exclusivamente a apresentar a importante inauguração desta Instituição, em 1922.

Vale ressaltar que a assistência desenvolvida nos diversos hospitais e sanatórios espíritas recém-inaugurados representava não apenas uma necessidade social alternativa, mas apontava o descaso e a completa ausência de políticas públicas de saúde mental promovidos pelo ente estatal (LUZ, 2006). A demanda por assistência psiquiátrica era cada vez mais crescente. Por um lado, em todo o Brasil, havia escassa presença de instituições governamentais, um fator que motivou diversas entidades ligadas à iniciativa privada sem fins lucrativos iniciarem suas atividades. Não restou alternativa ao poder público, durante a Primeira República, senão estabelecer parcerias com tais hospitais psiquiátricos, o que ocorreu de forma bastante descontínua, dada a ausência de direitos garantidos por legislação. O Estado simplesmente firmava parcerias pontuais, quando algumas situações chegavam aos seus extremos.

Tão logo, o avanço do conhecimento fornecido pelo Espiritismo, a expansão das instituições espíritas e as diferentes formas de apoio que algumas entidades passaram a receber dos governos locais e estaduais, a categoria médica se sentiu ameaçada pela doutrina espírita e tudo o que ela representava ou dizia no campo da saúde mental. Alguns médicos-psiquiatras foram tomados pelo sentimento de que precisavam manter o domínio das instituições psiquiátricas. Sentiam que era preciso combater, de alguma forma, quaisquer que fossem os pressupostos ou intervenções provenientes do Espiritismo. E assim passaram a perseguir e a golpear o Espiritismo em duas frentes: pelo fortalecimento das alianças de cunho político entre a ciência e o Estado; pela desconstrução dos discursos que se opunham aos da ciência psiquiátrica tradicional.

UNIVERSO DE ESPERANÇA E FÉ
... a louvável atitude do abnegado Sr. José Marques Garcia

> *Para todos esses e nas particularidades precisas, o Snr. Presidente doutrinou-os com carinho e amor, com o seu sentimento e influencias benditas dos Guias.*
>
> Trecho da ata de reunião da Diretoria do Centro Espírita Esperança e Fé, realizada em 17 de julho de 1933.

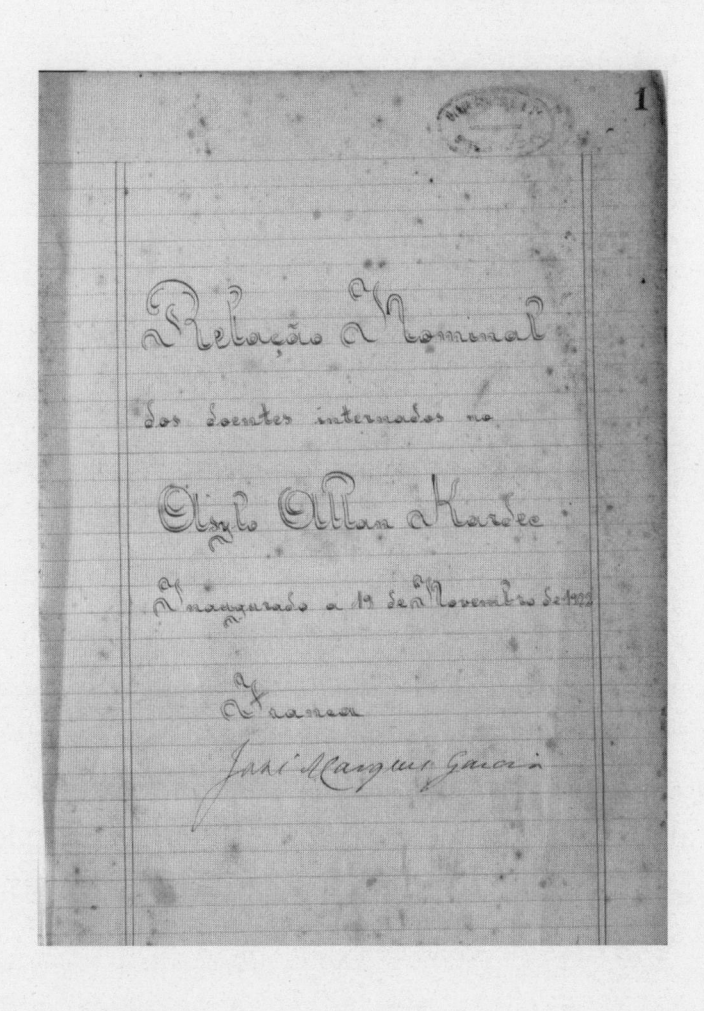

Quais foram as motivações subjacentes ao socorro dos alienados mentais no contexto até então explorado? Esta pergunta, em toda sua amplitude, jamais poderá ser respondida de maneira cabal. Na tentativa de especulá-la, podemos afirmar que a história da saúde mental discorrida até o momento aponta vários caminhos para uma compreensão mínima acerca dessa indagação inicial.

A maior parte das estratégias de assistência psiquiátrica, até o momento desenvolvida, identifica algumas características de exclusão e ausência de humanidade, além de outros aspectos que remetem ao afastamento dos alienados da sociedade, ao sofrimento e à violência praticada contra eles. Poucas formas de assistência distanciaram-se dos enunciados anteriores. Por essa razão, elas precisam ser destacadas e enaltecidas pelo exemplo de boas práticas de fraternidade, hospitalidade e fé, em um contexto bastante sombrio para aqueles que padeciam de algum tipo de sofrimento mental.

Neste enquadramento, no interior paulista, o incansável trabalho de Sr. José Marques Garcia[13] definitivamente representou elevado e distinto passo para a assistência psiquiátrica brasileira. Descrito como um autêntico trabalhador do Espiritismo, um sujeito abnegado, humilde, tolerante e humanitário, sua figura remete à comunhão de esforços e união das criaturas de todas as estirpes. Se a história narrada até esse momento revela que os alienados mentais foram drasticamente apartados da sociedade, objetos de repulsa e distanciamento, de ojeriza e exclusão, a atuação de José Marques

---

13 Nasceu em 12 de maio de 1862, no município de Santana dos Olhos D´agua, hoje Ipuã, Estado de São Paulo. Durante grande parte de sua vida, dedicou-se ao comércio de gados, armarinhos e fazendas. Casou-se com a Sra. Maria Marques Freire. Não tendo filhos biológicos com a mesma, passaram a acolher e cuidar, com carinho e dedicação, de crianças órfãs.

Garcia nos indica a direção contrária dessa corrente predominante; afinal, que outro ser humano, nessa conjuntura, se fez tão sensível ao sofrimento mental de sujeitos desconhecidos a ponto de levá-los para o tratamento em seu próprio lar?

Refletindo sobre ambos os questionamentos, este último e o introdutório, não temos qualquer tipo de receio em afirmar que no caso de José Marques Garcia apenas a esperança, a fé e a verdadeira caridade cristã poderiam guiar um homem de origem simples, considerado um semianalfabeto, a empreender ações tão desprendidas em prol do sofrimento mental alheio. Altruísmo este que resultou na edificação de uma das maiores instituições de assistência psiquiátrica no Brasil: a atual Fundação Espírita Allan Kardec, no município de Franca-SP, na segunda década do século XX.

Sua trajetória pessoal em nenhum momento se aproxima da ascensão da ciência psiquiátrica; mas sim, do movimento espírita que emergia em solo brasileiro. Se por um lado o desempenho de homens como Dr. Juliano Moreira identifica a verdadeira crença na ciência, pelo outro, a atuação de José Marques Garcia distingue a autêntica fé na caridade. Orientado por sonhos e pela vontade de servir, a falta de uma formação acadêmica em nada o impediu de realizar estudos em diversas áreas, posicionando-se, inclusive, na condição de precursor em algumas delas.

Ao suceder ao estudo da obra básica de Allan Kardec, em meados de 1901, José Marques se associou a um grupo de pioneiros do Espiritismo em Franca, responsabilizando-se pela fundação, no quintal de sua própria casa, do Centro Espírita "Esperança e Fé", inaugurado em 1904. Em pouco tempo, tornou-se a *alma-mater* do respectivo centro espírita, dedicado ao estudo da homeopatia, manipulando-a e distribuindo-a gratuitamente à população francana que não dispunha de condições de realizar os tratamentos farmacológicos tradicionais. Após fundar uma farmácia homeopática que recebeu o nome de *Militão Pacheco*, José Marques passou a tratar de alguns pacientes em sua própria moradia, edificando as bases do então Asylo "Allan Kardec".

A origem dessa Casa, portanto, se deu no seio das reuniões do Centro Espírita "Esperança e Fé", onde, sob a liderança de José Marques Garcia, um grupo de espírita profundamente incomodado com a miséria humana começa a exercer atividades de socorro e abrigo, não apenas aos portadores da loucura e padecentes da obsessão, mas igualmente aos desamparados, "desgraçados miseráveis" que vagueavam pelas antigas vielas, de mãos estendidas "[...] a espera dos corações compassivos daquelles que sabem compreender os vossos cruciantes sofrimentos. Daquelles que sabem, muito bem, traduzir a dor que poreja, do vosso rosto encarquilhado em bagas de vossos olhos fatigados e escassos" (Jornal "A Nova Era", Ed. 179, 1932, p. 2).

Assim, aos vinte dias de novembro de 1922, o pequeno asilo "Allan Kardec" abre suas portas, ainda em cômodos mal alinhados, sem muita estética ou conforto, em construção ainda primária, ostentando-se como um abrigo dos mais pobres, para receber seus primeiros hóspedes. Três criaturas, consideradas heroínas do infortúnio, inauguram aqueles cubículos: um pai cego, de trinta e dois anos, viúvo, e seus dois filhos, um de sete e outro de nove anos. Registros indicam que ambos perambulavam pelas ruas, de porta em porta, conduzindo-se pelos olhos dos filhos desleixados, tristes e precocemente iniciados nas condições de pequenos pedintes, em busca de algo para afugentar a fome.

Aquele trio, unido para uma provação comum, terminaria sua dolorosa odisseia na seara da indigência. Aquelas três criaturas, após permanência por alguns meses no Asylo "Allan Kardec", retiraram-se para novos destinos. O pai recuperara a visão, graças ao tratamento ministrado pelos membros do Centro Espírita "Esperança e Fé". Poderia agora voltar a trabalhar e prover o sustento dos filhos. Os dias incertos, de penúrias materiais, haviam findado para aquela família. Não mais precisariam percorrer a cidade, com as mãos estendidas, em busca da caridade alheia. Dali por diante, a história do então Asylo "Allan Kardec" cresceria a largos passos.

Muito embora o grupo ligado ao Centro Espírita "Esperança e Fé" se preocupasse com a miséria humana, de modo geral, a atuação do asilo recém-inaugurado foi, aos poucos, sendo direcionada aos cuidados específicos das moléstias e perturbações mentais,

[...] prestando auxílio nas curas psychiatras a centenas de enfermos [...] luctando com as maiores dificuldades, pois que o hospital referido é mantido com o producto de donativos – esmolas – das pessoas de sentimentos generosos humanitarios, que muitas vezes não chegam para cobrir as despezas e compromissos provenientes do abastecimento de generos comestiveis, medicamentos, roupas, camas e outros; mesmo assim, a Casa de Saúde 'Allan Kardec' vem desempenhando da sua missão humanitária e utilissima, devido a orientação da sua Directoria, que tem sabido imprimir um cunho de respeito, honorabilidade, desinteresse e caridade a que se propoz (Jornal "A Nova Era", Ed. 130, 1931, p. 1).

Em 1931, visando à ampliação dos leitos, ergueu-se o primeiro pavilhão com dois pavimentos. Sempre crescendo, outro pavilhão foi construído em 1936, objetivando a acomodação de outras dezenas de leitos. Em 1938, novos pavilhões foram edificados para abrigar o escritório, salas de visitas, a farmácia e outros departamentos. Dalila Pereira dos Santos, apadrinhada por José Marques Garcia, descreve que todas as etapas foram vencidas em meio a sofrimento e sacrifícios para tratar os que padeciam de algum tipo de moléstia mental. Dalila certifica que todos eram acolhidos com o mesmo carinho, ricos e pobres, de igual para igual. Aquela obra, de nascimento modesto, fora a cada ano, acolhendo os doentes de todos os lugares. Era uma massa de pessoas que batia à porta daquela pequena casa de caridade em busca de tratamento material e espiritual.

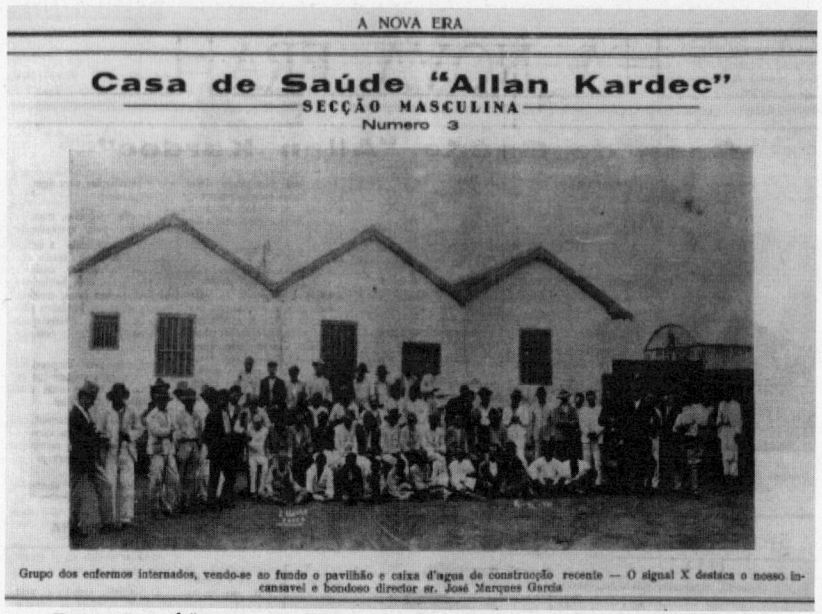

Fonte: Jornal "A Nova Era". Primeira foto da Instituição, datada de 1931

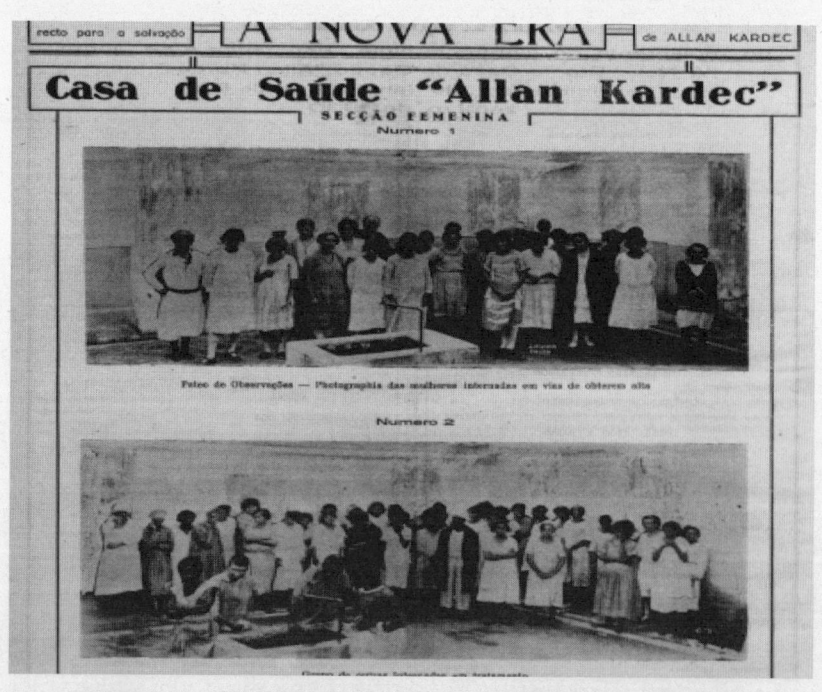

Fonte: Jornal "A Nova Era". Primeira foto do grupo de pacientes da seção feminina, datada de 1931

Convencidos de que os trabalhos ocorriam sob o imperativo de um "plano superior", em menos de uma década, o Asylo "Allan Kardec" transformou-se em Casa de Saúde "Allan Kardec." A origem desta Casa está profundamente atrelada à trajetória do seu grande benfeitor, o Sr. José Marques Garcia, responsável por congregar outros dois grupos de colaboradores: o Centro Espírita "Esperança e Fé", e posteriormente o Jornal "A Nova Era." Ambos, ao lado da Casa de Saúde "Allan Kardec", formavam uma tríade bastante sintonizada, visto que as três instituições compartilhavam um aspecto em comum – o sustentáculo de um guia ímpar.

A NOVA ERA
... as primeiras adversidades enfrentadas pela Casa de Saúde "Allan Kardec"

As nossas officinas não teem religião, nem politica. Nellas imprime-se qualquer jornal, seja ou não catholico, protestante ou o que fôr. Mas a 'Nova Era' é orgam de propaganda da doutrina espirita, nada tendo que vêr com as ideias ou as doutrinas esposadas pelos jornaes impressos em suas officinas. Uma cousa é independente da outra. O resultado dessas impressões reverte-se em beneficio dos doentes que se acham no asylo A. Kardec, na sua maioria (para não dizermos totalidade), catholicos romanos.

Expediente publicado no Jornal "A Nova Era",
30 de maio de 1929

A NOVA ERA

Casa de Saúde Allan Kardec

LEITOR AMIGO:

Venho, em nome dos desamparados enfermos que esta casa soccorre, solicitar de todos, que sabem dar o verdadeiro sentido da palavra —Caridade— um auxilio em dinheiro ou mercadorias, afim de attender ás urgentes difficuldades actuaes, motivadas pelas circumstancias prementes oriundas da suspensão do trafico da Repartição Postal inter-estadoal, que privou a remessa das contribuições pecuniarias que são empregadas no custeio das despezas internas da Casa de Saúde. A Casa de Saúde teve de arcar com serias difficuldades, mantendo-se com o credito de compras a prazo, resultando o alcance de alguns contos de reis, segundo accusa a escripturação. Assim sendo, o abaixo assignado, seu Director espera e conta com o apoio material de todos os Centros Espiritas e irmãos em geral, que conhecendo de visu ou por noticia do avultado numero de enfermos que alli se acham em tratamento, de enviarem seus auxilios afim de serem attendidos os compromissos monetarios, como ainda para dar-se conclusão ás obras em construcção para ampliação de mais commodidades no Patrimonio. Em nome de Jesus, cujo millenario vai-se commemorar em 25 de Dezembro proximo, espero vossa boa e efficaz acolhida ao meu appello, que antecipadamente agradeço, enviando minhas preces, rogando ao Pae, pela vossa prosperidade, saúde e paz:

Vosso Irmão e Amigo
José Marques Garcia
Director

Fonte: Jornal "A Nova Era", Ed. 115, 15 de novembro de 1930

CASA DE SAÚDE ALLAN KARDEC

A Diretoria desta casa, que inumeras curas de enfermos de psicóse tem realizado, vem apelar para os sentimentos de caridade dos responsaveis pelos asilados, que, atendendo á desorganização que vêm atravessando todas as classes sociais, mandarem seus óbulos para as necessidades prementes atuais, ou retirarem seus enfermos, pois que é inadiavel a redução das despezas afim de que sejam satisfeitos os serios compromissos que pesam sobre a instituição.

Si não houver atenção a este apelo, até 20 do corrente, farei entrega dos doentes, cujos internadores fizerem-se surdos, a Policia, para dar-lhes o destino conveniente.

O pedido é tanto energico, quanto é grande a falta de recursos.

Franca, 5 de Outubro de 1932.

Pela Diretoria
JOSÉ MARQUES GARCIA
Provedor

Fonte: Jornal "A Nova Era", Ed. 198, 05 de outubro de 1932

A abertura do Jornal "A Nova Era" representou, por diversas razões, base de fundamental importância para a manutenção inicial da Casa de Saúde "Allan Kardec". Igualmente relevante para a composição deste livro, suas diversas edições – recuperadas por um grupo de historiadores da Universidade Estadual Paulista "Júlio de Mesquita Filho", UNESP-FRANCA que possibilitaram o resgate de parte da trajetória e do pensamento dos principais atores que dirigiram essa notável Instituição, nos mais diferentes períodos históricos.

Seus diversos artigos, muitos dos quais manuscritos pelos próprios dirigentes da Casa de Saúde "Allan Kardec", revelam os aspectos substanciais que fomentaram o desenvolvimento e a manutenção das primeiras atividades relacionadas à assistência psiquiátrica em Franca-SP. Afinal, como os principais dirigentes e colaboradores desta Casa pensavam? Como eles viam o campo da saúde mental? Quais foram as principais estratégias adotadas para o desenvolvimento da saúde mental, seja em Franca, na região ou no Brasil?

A leitura atenta de suas diversas edições sinaliza as respostas a esses e a outros questionamentos, visto o rico e denso conteúdo acerca do cotidiano institucional: a movimentação de pacientes atendidos; os balanços financeiros, semestrais e anuais; os detalhes de algumas obras, atividades, cerimônias e campanhas realizadas; os recursos, donativos e produtos recebidos, bem como os benfeitores; os principais obstáculos enfrentados ao longo das décadas; as estratégias adotadas perante os dilemas, além de diversos outros pontos registrados pelo Jornal.

Sendo um "orgam de propriedade do Asylo Allan Kardec", fundado pelo próprio José Marques Garcia, cujas impressões inicialmente foram feitas a tipografia, o Jornal mostrou-se indispensável para a sobrevivência do até então asilo, basicamente por duas grandes razões: primeiramente, pela geração de renda para a manutenção das atividades da Instituição, além da propagação da doutrina espírita e defesa dos ataques que o Espiritismo sofria naquele período. Esta segunda questão será abordada um pouco mais adiante. Sobre a primeira, percebe-se por meio dos balanços financeiros que as assinaturas e vendas do folhetim, com tiragem semanal, representou importante meio encontrado para gerar recursos e direcioná-los à administração do asilo. É preciso lembrar que nesse período não havia qualquer tipo de política pública sistematizada nem na área da saúde, tampouco no campo da saúde mental.

Outrossim, para além desses dois grandes objetivos, o Jornal "A Nova Era" sempre manteve uma postura bastante crítica acerca do papel da imprensa, das diversas manifestações da questão social, do descaso para com a saúde mental e as lacunas deixadas pelo poder público. É possível afirmar que os editores e redatores tinham a clara compreensão acerca do potente instrumento que tinham em mãos, capaz de orientar a opinião pública e "[...] portanto, collaboradora na administração das cousas que dizem respeito aos intereses collectivos, é um dever de 'O Brasil Novo' abordar em suas paginas questões de real interesse dos municipes que pagam impostos pesados. E o vai fazer" (Jornal "A Nova Era", 1930, ed. 118, p. 1).

A primeira menção de contribuição de um ato governamental é datada de 1930, ocasião em que a Câmara Municipal de Monte Santo, ao votar seu orçamento anual, inclui a verba "Auxilios" destinando a importância de 500$000 para o Asylo "Allan Kardec". Como de costume, fora realizado um agradecimento nominal, e ao mesmo tempo um cordial desafio de modo que outros municípios reproduzissem tal iniciativa. "Oxalá que outras municipalidades saibam imitar tão altruistico e generoso acto, o que é de se esperar para breve, porquanto, naquelle estabelecimento de caridade, são recolhidos enfermos deste e de outros Estados, prestando-lhes por essa fórma, inestimaveis serviços" (Jornal "A Nova Era", 1930, ed. 72, p. 2).

As diversas edições do Jornal, em suas primeiras décadas, constantemente divulgavam os donativos recebidos, fossem em espécie ou em produtos. Percebe-se que tal iniciativa extrapola o ato de dar transparência aos recursos recebidos, adentrando-se o campo da gratidão a todos os benfeitores que se dispuseram a colaborar com essa causa que tantos outros repudiavam. O Jornal, portanto, registrava os nomes e os valores, desde as doações mais robustas (300$000), provenientes dos Capitães e Doutores, às mais humildes (6$000), como as que o "Antonio Jardineiro" comumente fazia.

Alguns registros demonstram que essa Casa enfrentou sérias dificuldades financeiras em seus primeiros dez anos de existência, isto é, antes de chegar à sua adolescência. Os registros informam que os movimentos revolucionários do país – que culminaram na chegada de Getúlio Vargas ao poder – produziram sérias repercussões na economia interna do país e das instituições filantrópicas. As finanças da Casa de Saúde "Allan Kardec" foram gravemente afetadas a partir de 1930, inclusive com a contração de dívidas para que as atividades não fossem interrompidas, causando "[...] graves prejuízos para os que necessitam de conforto mental e espiritual" (Jornal "A Nova Era", 1932, ed. 179, p. 3). Todavia, a confiança no trabalho desenvolvido não deixaria o grupo esmorecer. "De ano a ano, esta instituição, batejada pelas bênçãos do plano de fé e bondade, não obstante as dificuldades e aperturas motivadas, desde 1930, pela situação anormal do país, vem desempenhando a sua missão de caridade aos sofredores" (Jornal "A Nova Era", 1932, ed. 179, p.2).

E os dirigentes da casa se recusaram a reduzir qualquer tipo de despesa e, portanto, a qualidade dos atendimentos. A estratégia adotada para manter suas atividades foi o endurecimento contra a falta de colaboração à Instituição, seja por parte dos familiares ou do poder público. Assim, o Jornal "A Nova Era" intensificou as solicitações de colaboração, seja para a realização de novos acolhimentos, seja para os "internadores" dos que já estavam em tratamento.

Para a realização de novos acolhimentos, fora solicitado que, ao enviar os doentes para o tratamento mental, deveria ser feita uma coleta de recursos entre os habitantes da cidade de origem, a fim de garantir as primeiras despesas da internação. "Este hospital luta com dificuldades financeiras para a manutenção de grande número de enfermos, na maioria (75%) pobres. O pedido é tanto mais justo, porque a instituição não recebe Subvenção estadoal e federal" (Jornal "A Nova Era", 1932, ed. 179, p. 2), tendo apenas um pequeno auxílio da Prefeitura Municipal de Franca no valor de 200$000 mensais, considerado insuficiente para o tratamento de todos. Com relação aos que já estavam acolhidos, a Direção conclamou maior apoio das famílias e dos municípios que os encaminharam, anunciando, inclusive, que poderia interromper os atendimentos dos pacientes cujos "internadores" não colaborassem.

A ausência de recursos financeiros – por meio de convênios ou subvenções – dos governos estadual ou federal, por diversas vezes, fora objeto de duras críticas por parte da Direção do hospital.

> *Os dinheiros públicos desbaratados na politicalha desenfreada; e os interesses do povo, o eterno Zé povo que só um direito tinha, o de pagar impostos, eram sacrificados, desprezados. [...] Quantos problemas de real interesse para a collectividade poderiam ter sido resolvidos com critério e justiça, pelos dirigentes de então e entretanto ficaram esquecidos, porque a política não dava tempo para outro mistér (Jornal "A Nova Era", 1930, ed. 118, p. 2).*

Percebe-se que a direção da Casa de Saúde "Allan Kardec" era dotada de uma elaborada capacidade de compreender a situação econômica do País, a indiferença por parte de alguns municípios que encaminhavam seus habitantes ao hospital, assim também o lamentoso descaso de algumas famílias, que ao conseguirem internar seus entes, jamais destinaram qualquer tipo de providência. Cientes de suas responsabilidades e incapazes de adotar uma iniciativa que pudesse impactar negativamente a qualidade dos atendimentos realizados, vez ou outra, as edições do Jornal lançavam cobranças por políticas públicas, legislações ou incentivos que pudessem ser revertidos ao público atendido.

> *Julgo, de urgência por exemplo que se decrete uma lei no sentido de não se conceder alvará de licença para emprezas de espectaculos, circos, parques de diversões, etc sem que ellas se obriguem a dar o l.° ou 2° espectaculo, num sabbado ou domingo, ou dia feriado, em benefício das duas casas de caridade locaes: Asylo S. Vicente e Casa de Saúde Allan Kardec que abrigam e tratam, com grandes sacrifícios, enorme quantidade de enfermos, velhos e invallidos de toda a parte. Quantas emprezas de diversões não têm estado em Franca, sem darem um espectaculo em benefício dos pobres? E quanto de dinheiro ellas não levaram daqui? Não nos faz falta esse dinheiro? Certamente. E quantos espectaculos essas emprezas offereceram em benefício dos asylos locaes? Rarissimos. Os cinemas funccionam annos a fio e também commettem a mesma falta.. (Jornal "A Nova Era", 1930, ed. 118, p. 2).*

Todo o conjunto de artigos e edições desse período confirma que a década de 30 foi bastante dura do ponto de vista econômico-financeiro, tanto para o País, quanto às instituições filantrópicas de modo geral. O funcionamento da Casa de Saúde "Allan Kardec" dependia quase que exclusivamente dos esforços de sua própria Diretoria. As diversas formas de assistência psiquiátrica desenvolvidas pela Entidade, durante suas primeiras décadas, não contaram com linhas de financiamento estatal-governamental regular, amparadas em legislações. Elas simplesmente não existiam em nível de gestão. Os recursos financeiros encaminhados pelos municípios da região, juntamente com os pacientes, variavam de acordo com as capacidades e a boa-fé de cada um. Todavia, os atendimentos da Casa de Saúde "Allan Kardec" jamais foram suspensos pelas diversas dificuldades de ordem material-financeira.

Os constrangimentos financeiros estavam longe de representar obstáculos intransponíveis, pois eram assimilados como desafios temporários, motivando os grupos a se unirem ainda mais em busca das providências materiais necessárias à manutenção da assistência psiquiátrica prestada, por vezes, gratuitamente. Assim, a Casa sempre comemorou cada etapa vencida, nas diversas reformas, ampliações e aquisições que se traduziram em melhores condições de bem-estar aos seus moradores.

E não obstante as coletas realizadas em prol da Casa de Saúde "Allan Kardec", ocasionalmente, os grupos se lançavam em campanhas de apoio a outras instituições, espíritas ou não, que socorriam as diversas manifestações da miséria da população. O Jornal "A Nova Era" sempre acolhera, em suas páginas, convocações para óbolos, donativos e soluções para a inauguração e manutenção de outras instituições, destinando arrecadações a outros asilos, colônias, sanatórios ou hospitais psiquiátricos; casas de saúde e hospitais gerais; leprosários e lazaretos, além de entidades de atendimento social, (lares de idosos, orfanatos e outras diversas). "Todas as pessôas que quiserem concorrer com um obulo a este fim, queiram entregar ao nosso redator Diocésio de Paula, que agradecem em nome daqueles infelizes, rogando a Deus péla prosperidade de todos" (Jornal "A Nova Era", 1932, ed. 208, p. 3).

O engajamento dos pioneiros fora realmente grandioso, de modo similar a esperança e a fé despontavam ainda mais sólida, a ponto de os socorros serem providenciados não apenas às entidades do município, mas a toda a região. Não havia constrangimento ou indisponibilidade baseado nos limites territoriais, afinal, amparados nos preceitos do Espiritismo, os esforços deveriam ser encaminhados a qualquer grupo verdadeiramente empenhado e minimizar as distintas moléstias, misérias ou sofrimentos vivenciados pelo ser humano, independentemente da natureza, religião ou localidade. Era assim que os grupos compostos pelo Centro Espírita "Esperança e Fé", Casa de Saúde "Allan Kardec" e Jornal "A Nova Era" pensavam e agiam, segundo a liderança e os ensinamentos de José Marques Garcia.

COPIOSOS ENFRENTAMENTOS
... as diversas incriminações propagandeadas pelos higienistas

> *[...] durante essa época presente, em que o mundo encolhe os ombros e sorri de incredulidade ante a narrativa de velhas histórias de alquimia, de satanismo ou de feitiçaria, as mesmas pessoas aceitam com uma credulidade ingênua e excessiva os mais estranhos fenômenos que a cada dia nos oferecem os médiuns e os ocultistas [...]*
> Duhem, 1904, p. 428

A história da saúde mental brasileira registra algumas movimentações demasiadamente hostis, sendo algumas incitadas pelos próprios psiquiatras do *mainstream* acadêmico, sobretudo após a expansão das instituições psiquiátricas ligadas ao Espiritismo. Os médicos e psiquiatras do início do século XX, empenhados na institucionalização do seu saber, inclusive pela ocupação de alguns espaços e departamentos públicos, na condição de atores do Estado, viram o domínio e a aplicabilidade do saber psiquiátrico tradicional seriamente ameaçado pelo novo prisma elucidado pela doutrina espírita.

Os psiquiatras, bastante influenciados pelo materialismo, excluíam qualquer possibilidade de explicações imateriais. Qualquer referência ou fundamento relacionado a elementos não materiais – provenientes da predominante visão materialista – era considerado puro misticismo e, portanto, um retrocesso na construção da racionalidade científica e moderna. O saber da época pressupunha que toda doença mental teria uma natureza orgânica (organicismo), passível de ser transmitida hereditariamente. Posteriormente, acrescentou-se a possibilidade de que as doenças mentais tivessem uma origem social, desencadeadas pelo alcoolismo, pela miséria, pela ignorância (educação precária) ou decorrente de outras doenças, como a sífilis.

O surgimento e a expansão do movimento espírita significaram uma mudança de paradigma na forma de compreender a situação dos doentes mentais e, mais do que isso, de cuidar dos mesmos. A abordagem do movimento realmente era mais humanizada e acolhedora. Ocorreu que, nesse período, tanto o Espiritismo quanto a Psiquiatria almejavam o *status* científico para suas proposituras acerca da mente e das doenças mentais: "Dia virá, que não está longe, que a ninguém será licito duvidar da existência de uma sciencia metapsychica de valor pelo menos egual ao das outras sciencias" (Jornal "A Nova Era", 1930, ed. 105, p. 1).

As semelhanças entre ambos, entretanto, não se restringiram ao *status* científico. Os dois grupos discursavam de forma moderna, dizendo-se preocupados com o progresso e dispostos a oferecer benefícios para a sociedade. E cada um, à sua maneira, desejava disponibilizar a melhor opção para assistir à loucura e seus desdobramentos, empenhando-se em validar seus conhecimentos e obter a aceitação da sociedade.

Outro ponto incomum, segundo Almeida (2021), é que ambos eram representados por integrantes das classes médias e intelectuais. E, ainda que os espíritas validassem a importância da ciência e acreditassem na possibilidade de conciliar os saberes científicos com a imaterialidade espiritual, esta visão não era compartilhada pela maioria dos psiquiatras, que conferiam uma série de perigos à assistência psiquiátrica promovida pelos grupos ligados ao Espiritismo. Tais semelhanças, que a princípio se tornaram campos de aproximação entre ambos os grupos, desencadearam violentos conflitos e ataques ao Espiritismo que perduraram por décadas a fio, mais intensos e apelativos.

Dentre os principais pontos de contato, as compreensões acerca das relações mente-corpo, as causas da loucura, bem como as estratégias de tratamento e prevenção. Ainda que Kardec tenha se esforçado para enquadrar o Espiritismo no diálogo científico da época, os psiquiatras buscaram reprová-lo sob diferentes justificativas, alegando se tratar de uma teoria mística, desqualificada de fundamentos racionais e científicos. Os psiquiatras, no esforço de legitimar seu campo de atuação, precisaram "[...] nomear os inimigos de seu saber, desconstruindo outros discursos que ocupavam um mesmo espaço social" (WADI, 1999, p. 667). E a certa altura o Espiritismo já havia se tornado, muito provavelmente, o principal inimigo a ser combatido, não apenas no Brasil, mas em boa parte do mundo.

É importante destacar que esse movimento de enfrentamento ao Espiritismo não teve origem no Brasil. As primeiras críticas surgiram em 1863, na Inglaterra, quando o médico conhecido por Dr. Burlet cunhou o termo "loucura espírita". Após, pouco a pouco, outros estudos sobre essa nova classificação da loucura foram sendo publicados, em acusação aos possíveis efeitos danosos da prática espírita sobre a saúde mental. O conflito se acirrou no contexto em que as ciências, sobretudo a médica e a disciplina psiquiátrica, institucionalizava seu campo de atuação; afinal, para os psiquiatras, não seria possível que dois atores distintos ocupassem o mesmo espaço. Somente a ciência tradicional estaria apta a se pronunciar a respeito das condições mentais da população (SHORTT, 1984).

No Brasil, a primeira publicação relacionada às práticas mediúnicas espíritas é atribuída a Dr. Franco da Rocha que, em 1896, afirmou que o Espiritismo era uma das crescentes causas da loucura, "[...] de uma imprudencia lastimavel e inteiramente inutil essa nova religião, que só tem servido para augmentar o número dos loucos" (p. 33).

Logo,

> *O combate ao espiritismo deve ser igualado ao que se faz á sífilis, ao alcoolismo, aos entorpecentes (ópio, cocaína, etc.), á tuberculose, á lepra, ás verminoses, enfim, a todos os males que contribuem para o enfraquecimento, para o aniquilamento das energias vitais, fisicas, psiquicas, do nosso povo, da nossa raça em formação* (MARQUES, 1929, p. 111).

É bastante farto, e ao mesmo tempo infeliz, o repertório dos ataques que o Espiritismo sofreu nesse período.

As instituições psiquiátricas de origem espírita foram duramente acusadas de exercerem "influência nefasta" sobre os pacientes psiquiátricos. As incriminações, em sua maior parte, partiram da classe médica e de grupos de católicos fervorosos. Para eles, a proliferação dos centros espíritas, tanto nas grandes cidades quanto nas pequenas vilas do interior, nada mais faziam do que atrair um número imenso de "pobres criaturas, incultas e incrédulas", arrastadas pelas absurdas ideias de que o Espiritismo poderia restituir a cura das moléstias mentais.

Ao que remete à história desta casa, verifica-se que sua inauguração, bem como suas primeiras décadas de existência, atravessou o cerne e o ápice de todo esse movimento, tornando sua sobrevivência ainda mais desafiadora. Afinal, se tratava de um importante grupo de profissionais, desde sempre bastante prestigiado, unido pela tarefa de escrever e palestrar de maneira contrária ao que os grupos espíritas, tal como os desta casa, faziam em prol de criaturas em situação de sofrimento mental, cansadas de estender a mão e nada receberem.

E essa população, que buscava amparo nos respectivos centros, asilos ou instituições psiquiátricas de origem espírita, era subjugada como incapaz de ter um juízo crítico acerca do tratamento recebido. Não conseguia perceber que a prática realizada nesses locais "[...] se confunde com as bruxarias, macumbas e magias" (FILHO, 1942, p. 3). Corria-se, assim, grave risco ao buscar auxílio nas práticas espíritas, pois ao se iludir com uma intervenção ineficaz, acabaria abandonando o tratamento clínico, o apoio médico especializado e, portanto, tendo seu estado de saúde mental agravado.

O Espiritismo fora duramente acusado de induzir as classes incultas, "[...] atraindo as pessoas sugestionáveis e de síntese mental fraca. Os tarados, imbecis, psicopatas buscam nas sessões espiritas um remedio para sua falta de adaptação social" (PACHECO E SILVA, 1947, p. 1). Como se percebe, propagandeava-se o pensamento de que os sujeitos que buscavam um mínimo de consolo no Espiritismo eram frágeis e emocionalmente instáveis, vítimas das atividades "perniciosas e condenáveis" praticadas pelos espíritas. Esse enredo foi reproduzido por décadas, tendo os psiquiatras do *mainstream* acadêmico acusado o Espiritismo de agravar a psicose já existente, ou despertado o aparecimento de distúrbios mentais latentes, em vez de promover a cura.

> *[...] mesmo nas pessoas equilibradas, mas cuja cultura intelectual não lhes permite raciocinar sobre os fatos, tais práticas trazem quasi sempre um distúrbio malsão, um certo mal estar moral, que a saúde pública tem sempre interesse em eliminar. Em presença desses fatos, quer-nos parecer um dever do médico alienista, em primeiro lugar, mas também de toda pessoa interessada na higiene mental, o de coibir o desenvolvimento das práticas do espiritismo, bem como o de procurar, por todos os meios possíveis, impedir os progressos do mal* (DUBREM apud FILHO, 1942, p. 7).

O Espiritismo, taxado de o grande mal social da época, precisava de imediato ser enfrentado e removido do caminho da Medicina e dos psiquiatras. Os médiuns foram, igualmente, alvo das constantes ofensivas dirigidas à assistência psiquiátrica oferecida pelos espíritas. Foram perseguidos e enquadrados em duas categorias, se não fraudadores ou exploradores, eram adjetivados de desequilibrados mentais, vistos pelos psiquiatras como charlatões, sujeitos alucinados, que nada mais faziam do que acreditarem estar sob influência de espíritos. Foram, portanto, sistematicamente acusados de enganadores e trapaceiros, pessoas de má-fé que empregavam o Espiritismo como caminho para explorar as pessoas. Havia certo consenso, entre os médicos e psiquiatras, de que a "[...] mediunidade seria fruto de fraude ou, em maior parte, uma manifestação do subconsciente. Somente os psiquiatras, pelo conhecimento acadêmico, estariam habilitados a pesquisá-la, compreendê-la adequadamente e dar-lhe uma explicação científica" (ALMEIDA, 2021, p. 114).

É válido ressaltar que havia inclusive um grupo de médicos-psiquiatras, sobretudo europeus, que tentaram estudar a mediunidade do ponto de vista científico, estudo esse que culminou na elaboração de teorias da desagregação e automatismo psicológico, histeria, sugestão, alucinação e delírio. A ciência psiquiátrica chegou a classificar o "delírio espírita episódico" tal qual um transtorno que causava alucinações auditivas e cenestésicas, com delírios secundários (Roxo, 1938). Para que um sujeito fosse enquadrado nessa nova classe diagnóstica, bastava fazer qualquer referência a espíritos ou à participação em centros ou religiões relacionadas à mediunidade.

O exercício da mediunidade, segundo a ciência psiquiátrica tradicional, potencializava o desenvolvimento da loucura em sujeitos predispostos: "Muitos, quando vão procurar o espiritismo, já estão meio malucos" (ROCHA, 1931, p. 168). O Espiritismo agiria como um fator agravante a uma psicose já existente, despertando os distúrbios mentais latentes de um indivíduo dotado de uma constituição psicopatológica, os denominados "predispostos."

Mas, afinal, quem seriam os "predispostos"? Esta pergunta foi lançada por Angélica de Almeida (2022), pesquisadora que, em sua tese, identificou três principais grupos: as classes economicamente inferiores, os negros e as mulheres. A questão racial já era, há tempos, um dos principais alvos do discurso dos psiquiatras: "[...] na raça negra haveria o predomínio de formas degenerativas como a epilepsia, idiotia, imbecilidade e outras" (ROCHA, 1905). A "loucura espírita" também seria bastante prejudicial à grande massa da população empobrecida, considerada incapaz de avaliar e julgar o que assistem, pois não tinham "instrucção que lhes esclareça a intelligencia, dando noção da irrealidade de muitos factos, que attribuem ao alem tumulo e que não passam de embustes de 'médiuns' mais experimentados" (PACHECO E SILVA, 1950, p. 3). O último grupo de "predispostos" referia-se às mulheres, igualmente consideradas mais debilitadas psicologicamente, propensas às crises de histeria.

Visto os múltiplos ataques direcionados à assistência psiquiátrica desenvolvida por grupos espíritas, é preciso comentar que a maior parte das acusações não apresentou qualquer fundamento científico. Foram pura e simplesmente de natureza especulativa, movidas pela fé incondicional na ciência que se estruturava sob o positivismo. Porém, é válido assinar que mesmo os médicos deste período reconheciam as limitações do saber psiquiátrico tradicional: "As funções nervosas que ainda nos escapam, inacessíveis aos nossos métodos atuais de investigação, serão certamente descobertas em futuro não remoto pelos pesquisadores de amanhã, que encontrarão tambem novos métodos para desvendá-las e outros dados científicos para esclarecê-las" (FILHO, 1942, p. 8). Mas, em vez de buscar o diálogo com outros grupos, que se propunham a pensar sobre o campo da saúde mental, a opção adotada por uma seleta comunidade de psiquiatras elegeu o enfrentamento insidioso.

A partir dos anos 30 a polêmica tomou grandes proporções, extrapolando a esfera acadêmico alcançando a imprensa leiga e a sociedade. Diversos jornais publicaram editoriais com matérias com as ideias de "ambos os lados." Este debate não tardou a chegar ao município de Franca-SP, apresentando-se como mais um desafio a ser enfrentado, ladeado por outras dificuldades materiais que se faziam para garantir o atendimento às pobres criaturas, que copiosamente batiam à porta da Instituição em busca de auxílio. E os pioneiros da Casa de Saúde "Allan Kardec", por mais uma razão, estavam prontamente unidos para rebater qualquer tipo de afirmação que tentasse desqualificar a magnífica obra em andamento, tanto aqui quanto em outras casas espíritas.

NÃO VAMOS DESANIMAR, NEM ARREFECER!
… o novo front de batalha dos dirigentes da Casa de Saúde "Allan Kardec"

> *A allegação de que os loucos ou obsedados alli existentes sejam resultantes da pratica do espiritismo, não passa de méra phantasia de cerebros doentios e fartos do conhecimento e da palavra de Deus.*
> José Marques Garcia, publicado no Jornal "A Nova Era" em 1930

Com espíritas em uma esfera que, até então, estava sobre a autoridade intelectual dos psiquiatras, logo, passaram a enfrentar as mais variadas adversidades decorrentes da escolha de servir ao próximo. A classe médica, julgando-se a única habilitada ao pronunciamento acerca das questões físicas e mentais da população, uniu-se para atacar, difamar e conter a propagação da doutrina espírita, realidade que não demorou a estacionar nos domínios de Franca-SP, trazendo variadas e persistentes hostilidades.

Em uma época em que a Casa de Saúde "Allan Kardec" iniciava suas primeiras atividades, cercada de dificuldades de toda ordem, os dirigentes deveriam se ocupar e enfrentar uma série de opiniões persecutórias. E esta tarefa foi realizada, durante anos, por meio do Jornal "A Nova Era". A própria criação do Jornal, para além de angariar recursos, ou divulgar a doutrina espírita, atendeu à necessidade de se defender das inúmeras acusações endereçadas ao Espiritismo. E elas foram rebatidas, ponto a ponto, como veremos no decurso deste ensaio.

> *Notando que a propaganda espirita ia morosamente, avançando em marcha irregular, resolveu, de accordo com o confrade Cel Martiniano de Andrade, fundar "A Nova Era" para mais eficientemente propagar as verdades do Espiritismo, servindo também de sentinella contra o obscurantismo, que, ás vezes, tenta lançar os tentáculos por sobre a humanidade* (Jornal "A Nova Era", 1931, ed. 130, p. 2).

Obviamente, a propaganda suscitada pela LBHM provocou profundo incômodo nos grupos ligados à Casa de Saúde "Allan Kardec". É bastante perceptível e até mesmo compreensível, a perplexidade dos pioneiros de uma iniciativa tão árdua: "Por que tamanha monstruosidade? Que é afinal 'o louco'?" (Jornal "A Nova Era",

1931, p. 2), indagavam. O próprio José Marques Garcia chegou a escrever que embora a humanidade estivesse sob a égide e proteção de novas leis que amparassem a liberdade de pensamento, vez ou outra, as autoridades recebiam denúncias de que os espíritas eram "[...] endemoninhados, diabolicos e perturbadores da ordem publica, fabricantes de loucos, etc. e não satisfeitos, ainda vão bater ás portas dos manicomios pedindo opiniões dos psychiatras" (Jornal "A Nova Era", 1930, ed. 82, p. 1).

Diversas edições do Jornal realizaram contrapontos às principais críticas feitas pelos doutores da LBHM. É possível encontrar menções aos principais expoentes da ciência psiquiátrica desse período: Gustavo Riedel, Henrique Roxo, Franco da Rocha, Juliano Moreira, Austresgesilo e Marcel Viollet. E a postura dos grupos vinculados à Casa de Saúde "Allan Kardec" foi bastante clara e objetiva: "Vamos refutar a sua afirmativa. Antes, porém, de faze-lo, seja-nos licito afirmar que os 'mestres' acima, citados por S. S., podem ser mesmos 'mestres', mas em medicina, porém, de Espiritismo nada conhecem. Além disso são sectários dessa doutrina" (Jornal "A Nova Era", 1941, ed. 138, p. 1).

Como poderiam os médicos e acadêmicos apresentar um parecer acerca de uma doutrina que não conheciam, e cujas obras não manusearam? Não compreendiam os diretores e redatores do Jornal "A Nova Era". "Que valôr poderão ter as suas opiniões pessoaes, nas quaes entra grande doze de intolerância e mesmo de maldade?" (Jornal "A Nova Era", 1941, ed. 138, p. 1)

> *O Juiz recto, que julga com perfeita imparcialidade, é aquelle que abre os autos e manuseia todas as suas folhas com o máximo cuidado, que lê tudo quanto nelles se contêm, pesando na balança da sua consciência os argumentos da defeza e da accusação sem "partipri", tomando emfim conhecimento do caso, para poder proferir a sua sentença, mas os inimigos do Espiritismo, não procedem assim, não lêem as obras espiritas, não investigam e querem ter autoridades de mestres. É simplesmente engraçado* (Jornal "A Nova Era", 1931, ed. 138, p. 4).

Os precursores da Casa de Saúde "Allan Kardec" defenderam-se à sua maneira, com uma linguagem cortês e coerente, demonstrando que a compreensão do sofrimento mental exige ternura, fraternidade e boa dose de reflexão sobre nossas próprias convicções. O tamanho do abismo que separava a ciência psiquiátrica tradicional e a proposta pelo Espiritismo fora profundo, não apenas pela forma com que cada grupo defendeu seus posicionamentos, mas pelo próprio modo de examinar, compreender e manusear o sofrimento mental alheio. A leitura atenta dos exemplares do Jornal "A Nova Era" confirma que os pressupostos da LBHM, em nenhum momento, penetraram os muros da Casa de Saúde "Allan Kardec".

Se o Espiritismo era a grande causa dentre as causas da loucura, como afirmavam os psiquiatras-acusadores, por que em Franca-SP havia alguns milhares de pessoas que frequentavam as sessões espíritas e mantinham o equilíbrio das faculdades mentais? Os redatores do Jornal solicitavam exemplos nominais de pessoas que haviam perdido a razão em decorrência de práticas espíritas. "E Como não encontrou o dr. Vilhena um só louco 'espírita', para citar como exemplo?... E qual a causa da loucura dos catholicos? O espiritismo certamente não é [...] Por que os catholicos que estão em tratamento na Casa de Saúde Allan Kardec, ficaram loucos?" (Jornal "A Nova Era", 1931, ed. 138, p. 4), questionavam.

As constantes acusações de que o Espiritismo seria uma verdadeira fábrica de "loucos", tal como discutido no ensaio anterior, adquiriu ampla repercussão nas mídias impressas e posteriormente nas rádios. Os grupos vinculados a essa Casa precisaram se defender de várias acusações. Inicialmente, alegavam que a maior parte dos pacientes (75%) era católica, estando os padres e médicos cientes dessa realidade. Os precursores do Espiritismo francano defendiam que não caberia aos médicos discutirem questões sobre um espírito doente, uma vez que tal tarefa seria de competência do sacerdote. A vida física sim dependeria da ciência médica e cirúrgica, ao passo que a vida moral seria uma obra de Deus.

Cientes de que essa defesa deveria ser empreendida com base em argumentos técnico-racionais, ao invés de especulativos, tal como faziam os psiquiatras ligados à LBHM, os grupos da Casa de Saúde "Allan Kardec" muniram-se de dados oficiais acerca das internações psiquiátricas. As refutações seguiam uma linha de argumentação diferente das utilizadas pelos agressores, não desejando impor algum tipo de verdade ou superioridade no que diz respeito à forma mais adequada de se tratar os sujeitos que padeciam das desordens mentais. Com as estatísticas oficiais sobre as principais causas dos transtornos psiquiátricos em mãos, obtidas através de todos os exemplares do Ministério do Interior da República, no período que compreende 1918 a 1924, foram ao debate.

> Segundo as estatísticas dos trabalhos publicados por Juliano Moreira, as doenças mentaes que mais apparecem no território brasileiro e, particularmente no Rio de Janeiro, são o ALCOOLISMO, a epilepsia, etc. Não se fala em Espiritismo, nem há referencias directas ou indirectas ao mesmo. [...] Conclusão: não é exacto, como affirmam os drs. Roxo e Juliano, que a maioria de loucos existentes no Hospicio seja composta de pessoas que se dedicam ou professam o Espiritismo. Essa prova é feita com os documentos officiaes fornecidos pelo proprio dr. Juliano Moreira, illustre director do Hospicio Nacional, documentos ao alcance de qualquer interessado na materia e que estão em nosso poder e podem ser examinados (Jornal "A Nova Era", 1930, ed. 82, p. 2).

Os pioneiros dessa Casa de Saúde tinham a plena convicção de que o grande combate a ser enfrentado não se referia à degeneração da mente humana, mas sim ao álcool. Citaram inclusive que alguns países mais desenvolvidos, como os Estados Unidos e alguns da Europa, estudavam medidas de proibição ao álcool. Cientes dos seus efeitos: "Quantos homens não deixam muitas vezes suas esposas e filhos soffrerem as privações da mais rigorosa miseria, gastando demasiadamente aquillo, que precisavam improvisar para o seu sustento, esbanjando em bebidas que ainda concorrem para a perpetração de crimes hediondos!?" (Jornal "A Nova Era", 1930, ed. 100, p. 4), faziam coro aos argumentos de que o álcool provocava desajustes e prejuízos.

A abordagem divergia na forma com que cada grupo compreendia os próprios seres humanos, afinal, os médicos da LBHM tinham em mente noções da degeneração, miscigenação e predisposição; ao passo que os médicos espíritas e médiuns consideravam a necessidade de acolher o vício e suas dores: "[...] quem é o culpado de taes miserias? Somos nós proprios, a humanidade, que infantil, por falta de uma vontade ferrea, para vislumbrar um raio de luz que a oriente" (Jornal "A Nova Era", 1930, ed. 100, p. 4).

As opiniões contrastavam em variadas direções, evidenciando que a abordagem oriunda da doutrina espírita era significativamente mais acolhedora do que a da ciência psiquiátrica tradicional daquele período. A própria concepção acerca da loucura e seus efeitos – neste caso sobre a convivência social – demonstram as distintas opiniões a respeito de um mesmo tema. A título de exemplo, enquanto Dr. Roxo defendia que o louco, "[...] particularmente o demente precoce, é um não adaptado ao meio social. Nelle encontrou seus dissabores e delle busca afastar-se. Quando a REALIDADE busca agir sobre elle, revolta-se e refugia-se no SONHO, que lhe dá prazer" (Jornal "A Nova Era", 1930, ed. 100, p. 4); os dirigentes da Casa de Saúde "Allan Kardec" admitiam que sim, "[...] essas doenças isolam o sujeito do seu meio social, a cujo modo de pensar collectivo elle não se adapta, mas nem por isso deixou de ser, no fundo, da mesma natureza das mais nobres aspirações humanas" (Jornal "A Nova Era", 1930, ed. 100, p. 4).

A equipe dessa Casa considerava importante afastar inicialmente o paciente psiquiátrico do meio familiar, para "[...] cercá-lo de assistência e carinho, refrear os seus desatinos com recursos enérgicos, sempre com bons pensamentos e nunca com violencia ou rancor" (Jornal "A Nova Era", 1930, ed. 100, p. 4). Outrossim, defendia-se um tratamento medicamentoso alternativo, podendo ser este realizado por um médico espírita conhecedor da obsessão ou um bom médium receitista. E "por incrível que pareça", há mais de 90 anos, criticavam o excesso de medicalização ministrado pelos "médicos materiais" que costumavam "[...] dar medicação violenta e entorpecente que mais prejudica do que beneficia" (Jornal "A Nova Era", 1930, ed. 100, p. 4).

Como analisado ao longo dos últimos ensaios, os desafios iniciais enfrentados pela direção da Casa de Saúde "Allan Kardec" foram inúmeros. As campanhas de difamação do Espiritismo representaram apenas um obstáculo, dentre vários outros, que não desanimou ou arrefeceu as intenções daqueles grupos que abriam caminho para uma assistência psiquiátrica bem mais humanizada e fraterna. Naquele contexto, o Jornal "A Nova Era" representou importante instrumento de luta pela defesa de determinados princípios, atitudes e crenças, as quais, emanadas pela doutrina espírita, tinham por objetivo disponibilizar socorro no campo da saúde mental.

Desse modo, é possível supor que o duro ataque endereçado ao Espiritismo, no decurso das décadas de 20 a 40, foi apenas um incômodo bastante persistente. A preocupação maior, com toda certeza, se relacionava com a manutenção dos atendimentos e a expansão das atividades, em tempo de recursos escassos, sem apoio expressivo do setor estatal ou das próprias pessoas que abandonavam seus familiares indiscriminadamente.

Com o passar dos anos, os grupos foram amadurecendo suas intervenções, ampliando sua base de apoio e capacidade de atendimento, além de ecoar seus pensamentos para outros municípios da região através da abertura de linhas de distribuição do Jornal "A Nova Era" para diversos municípios do Estado de São Paulo e Minas Gerais. A Casa de Saúde "Allan Kardec", mediante o exponencial crescimento de suas atividades, precisava formalizar sua atuação. A primeira ação voltada nessa direção foi em 1929, ano em que ocorreu a convocação para uma sessão extraordinária, realizada no Centro Espírita "Esperança e Fé", cujo propósito seria discutir a criação de uma "Associação de protecção á casa de saúde Allan Kardec".

É interessante notar a forma com que Sr. José Marques Garcia – comumente qualificado de "apóstolo do bem" – buscou agregar a "família espírita francana", pois, "[...] há um grande numero de espíritas nesta cidade e comarca, porem quasi todos os confrades se acham esparços, ao passo, que unidos, se tornarão um esteio forte da doutrina que abraçam" (Jornal "A Nova Era", 1929, ed. 30, p. 2). Desse modo, desde sempre demonstrou que a sobrevivência dessa Casa estaria acima de qualquer fronteira religiosa, visto que, embora a direção da associação ficasse sob os cuidados da diretoria do Centro Espírita local, poderiam ser "[...] admittidos socios não só desta, como de outras localidades, sejam de que religião for" (Jornal "A Nova Era", 1929, ed. 30, p. 2).

Quatro anos mais tarde, em janeiro de 1933, a Casa de Saúde "Allan Kardec" elegeu sua primeira Diretoria, com vigência do mandato até janeiro de 1936, com a seguinte composição: Provedor, José Marques Garcia; Vice, Cel. Maritiniano Francisco de Andrade; 1º Secretário, José Engracia de Faria; 2º Secretário, Gercindo Fontoura; Tesoureiro, Joaquim Lopes Bernardes; Procurador, Guerino Leporace. Este foi um importante passo de forma que os trabalhos prosseguissem, sob a proteção divina, e agora dentro da órbita da lei.

José Marques Garcia, conduzido sob a moral espírita, então aos 70 anos de idade, avançava firmemente em sua missão. Ainda que a Casa de Saúde "Allan Kardec" ladeasse os seus primeiros estágios, a obra já estava grande, ocupando-se dos cuidados de algumas centenas de pessoas atordoadas por desordens mentais. As verdadeiras respostas não deveriam ser endereçadas aos ataques lançados por um grupo elitizado, mas sim às criaturas que vieram ao mundo para provar os múltiplos efeitos da miséria social.

VAMOS DEITAR MÃOS À OBRA!
... os principais marcos da Casa na era de José Marques Garcia (1922-1942)

> *Ditado acertadissimo é aquele que diz que a união faz a força. E é certo que o céu não seria tão belo se não víssemos á noite tantas estrelas juntas, na comunhão das luzes. Mas é a persistencia entretanto que consolida qualquer objetivo e torna em realidade os maiores projétos, qua antes foram sonhos, vagas perspectivas.*

Autor desconhecido (Possivelmente do próprio Sr. José Marques Garcia), publicado no Jornal "A Nova Era", em 13 de junho de 1935

José Marques Garcia, como mencionado, teve a coragem de nenhum outro ao fundar uma casa para abrigar dezenas e dezenas de enfermos da mente, a fim de lhes oferecer um tratamento de acordo com os princípios do Espiritismo e da ciência médica. Para Sr. Marques e seu grupo de apoiadores, não havia causa mais nobre do que servir a coletividade, por mais que tal missão apresentasse seus espinhos e dificuldades, em alguns momentos, como os que foram apresentados nos ensaios anteriores.

Todavia, nada foi capaz de demover a crença de que os homens não negariam apoio aos seus semelhantes, aos apelos lançados aos quatro ventos, com o apoio do Jornal "A Nova Era", em busca dos corações sensíveis ao culto sagrado à fraternidade e ao amor. Para vencer as diversas etapas nas primeiras duas décadas de existência, foi preciso bastante humildade de modo a estender a mão em busca de angariar óbolos, os quais, pouco a pouco, foram sendo convertidos na argamassa dos inúmeros empreendimentos da Casa de Saúde "Allan Kardec."

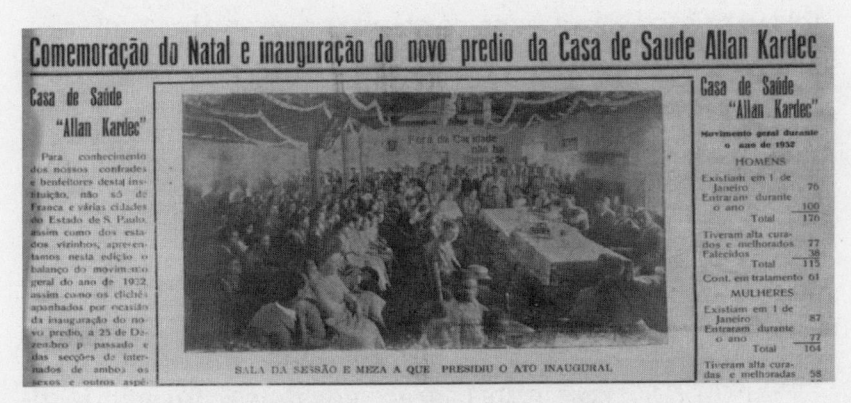

Fonte: Jornal "A Nova Era", Ed. 215, 09 de fevereiro de 1933

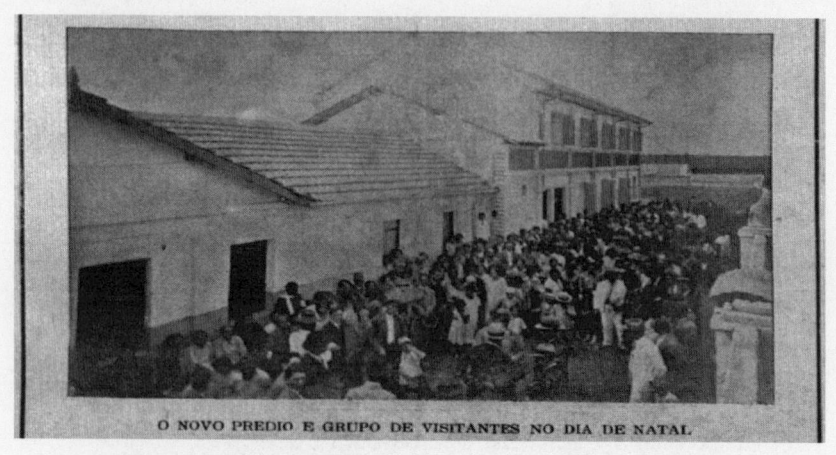

O NOVO PREDIO E GRUPO DE VISITANTES NO DIA DE NATAL

Fonte: Jornal "A Nova Era", Ed. 215, 09 de fevereiro de 1933

O que havia sido iniciado tal qual uma choupana, aos idos de 1933 já havia se tornado um verdadeiro palácio, onde reinava o amor e a caridade. Após uma década de inauguração e algumas ampliações realizadas, suas dependências materiais haviam chegado ao limite da capacidade de atendimento. Era preciso deitar mãos à obra para continuar a grandiosa missão. Diziam os pioneiros da Instituição que a intenção era tornar a Casa de Saúde "Allan Kardec" tão grande como a sua alma. Portanto, sempre que uma etapa era concluída, outra obra era imediatamente iniciada. E assim sucedeu, pavilhão por pavilhão, de uma a uma inauguração.

Para isso, antes carecemos da solidariedade indispensável de cada um, e vimos nesse sentido falar aos corações amigos e humanos, não desejando encontrar nenhum coração de pedra, cuja argamassa argilosa imuniza todos os sons de súplica que devem tocar ás fibras sensitivas, onde dormem os grandes sentimentos. Queremos, pois, confrades de todos os lugares, um obulo de cada um; um auxilio de todas as cidades, porque, para todas elas, sempre tivemos abertas as nossas portas. Qualquer cousa que nos enviem, tudo será transformado num tijolo para paredes ou numa telha para o novo této (Jornal "A Nova Era", 1935, ed. 325, p. 4).

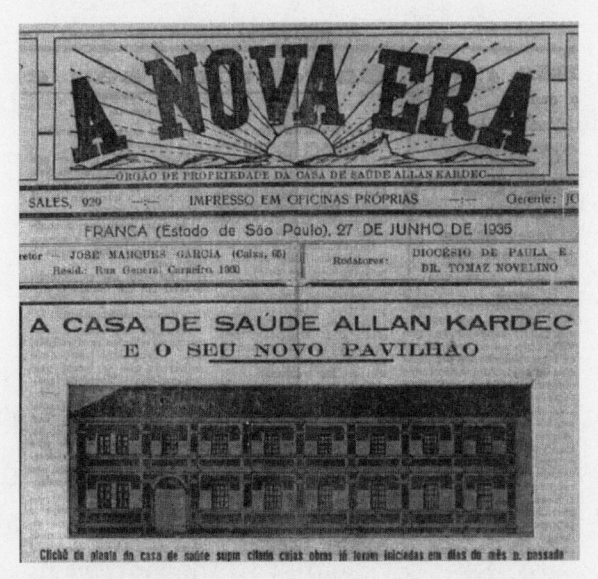

Fonte: Jornal "A Nova Era", Ed. 327, 27 de junho de 1935

Tais obras, vale destacar, pouco ou quase nada contavam com o apoio governamental. Como mencionado, não havia nesse período qualquer tipo de política pública estabelecida, linhas de financiamento governamental ou mesmo diretrizes para o funcionamento da Instituição. As acanhadas normas existentes referiam-se às questões higiênicas. A edificação do trabalho percorria os caminhos da solidariedade humana. E embora não existissem políticas públicas, tal como as que conhecemos atualmente, os registros indicam que a Instituição sempre estabeleceu um bom relacionamento com o Poder Público Municipal.

Os resultados não tardaram a ser reconhecidos, dado que a Casa de Saúde "Allan Kardec" atendia os munícipes de todas as localidades. Certa vez, em 1935, o então Prefeito Municipal de Franca, José Rodrigues da Costa Sobrinho, destacou publicamente a grandiosa obra de José Marques Garcia, considerado um "milionário" de bens espirituais. Dessa forma, nesse contexto, as acusações feitas pela LBHM haviam então sido superadas com o suor de muito trabalho e pelas demonstrações de boa-fé. O povo havia compreendido que a caridade não tem fronteiras, pátria nem religião, como diziam os pioneiros da caridade: "é Universal, por isso que vem de Deus..."

Em 1935, o então gerente da Casa de Saúde "Allan Kardec" se aposenta, assumindo a função o Sr. José Russo, proveniente de Monte Santo especialmente para tal propósito. Este teve papel fundamental na história da Instituição, porém sua trajetória será destacada no próximo ensaio, dedicado exclusivamente a esse propósito. A primeira mensagem pública de José Russo, na função de gerente da Casa, foi destinada às famílias dos pacientes internados, para informar que:

> *[...] acabo de assumir a gerencia deste estabelecimento, onde procurarei por todos os meios*

> *e modos possíveis dispensar aos enfermos carinhoso tratamento, suavizando-lhes com paciência tolerancia as suas máguas e revoltar de excluídos da convivência da família. A casa está habilitada a dispensar maior conforto aos doentes, possuindo um corpo de auxiliares que sabem sentir as dores de seus semelhantes e a eles se dedicam com elevado sentimento de caridade. Assim, pois, os interessados, parentes ou amigos de doentes aqui internados – quer possuam recursos ou sejam indigentes – podem estar tranqüilos, certos de que a direção do estabelecimento velará por todos, com o mesmo carinho de um pai para com os seus filhos* (Jornal "A Nova Era", 1935, ed. 352, p. 4).

Nesse período, a Casa de Saúde "Allan Kardec" acolhia um pouco mais de duas centenas de enfermos da mente, em sua maioria paupérrimos. A direção da Casa buscou a isenção de alguns impostos relacionados ao pagamento do pessoal, por meio da inscrição-certificação junto ao Departamento de Assistência Hospitalar. No entanto, o então Secretário da Fazenda do Estado de São Paulo negou o pleito solicitado, indeferindo o pedido sem qualquer fundamento, na direção contrária a todos os princípios de direito e justiça.

A verdadeira razão, segundo os pioneiros da caridade, era o fato de a Instituição ser de natureza espírita. Ainda que os termos da Constituição do País informassem um Estado leigo, na prática, nem sempre isso se materializava, de modo que as obras empreendidas pelos grupos religiosos não gozavam do mesmo "pé de igualdade". Certos governos inclinaram-se a manifestar preferência pelas obras católicas. A negativa da isenção pleiteada incomodou bastante os dirigentes dessa Casa, afinal, tratava-se de um estabelecimento pio, que prestava relevantes serviços ao próprio Estado de São Paulo, aliviando-o das despesas com inúmeros pacientes indevidamente enclausurados em diversas cadeias do interior paulista, fornecendo-lhes alimentação e tratamento adequado.

> *O Estado não lhe dá auxilio algum e para o cúmulo ainda lhe cobra impostos de industria e profissão, dos quais, entretanto, gosa de isenção legal! Não será por essa forma que o governo conseguirà a simpatia dos espíritas e dos homens sensatos! Tanto dinheiro jogado fora com a igreja catolica e nenhum real para as de outros credos, arrancando-lhes impostos que por lei não são absolutamente devidos! Até quando!* (Jornal "A Nova Era", 1937, ed. 432, p. 4).

De acordo com o exposto, embora as legislações do período não apontassem responsabilidade do poder público para com o campo da saúde mental, esta compreensão já estaria bem assimilada pelos dirigentes da Casa de Saúde "Allan Kardec". Ora, a Instituição colaborava com o esvaziamento de algumas cadeias públicas, prestava assistência psiquiátrica independentemente de qualquer regularidade no financiamento público e ainda deveria pagar impostos que, por direito, poderiam gozar de isenção? Obstáculo este a ser superado por José Marques Garcia, que naquele período já era venerado como exemplo a ser seguido, cuja feição parecia conservar-se através dos anos. Parecia imutável. Fora descrito como um ser humano íntegro e modesto.

Em 1939, a Casa de Saúde "Allan Kardec", insistentemente, cobrou novo posicionamento acerca de sua matrícula junto ao Departamento de Assistência Hospitalar da capital paulista, afinal, a solicitação estendia-se havia dois anos, sem qualquer resposta oficial. Novo ofício fora endereçado ao então Interventor Federal em São Paulo, o Exmo. Sr. Ademar Pereira de Barros, com o intuito de cobrar um posicionamento acerca da situação. O ofício mencionava que, a despeito das várias reclamações feitas por essa Casa, por seu diretor clínico e demais pessoas da diretoria, o requerimento estava literalmente

> [...] 'engavetado' na Secretaria daquela Comissão, por ordem superior, eis que, conforme declarações positivas do secretario, há má vontade por parte dos senhores Conselheiros daquéla Assistencia, contra esta casa, exclusivamente por ser ela de caráter 'espírita'. Ora, Vossa Excelencia sabe perfeitamente que esse fáto não constitue um argumento sério para se negar ou embaraçar a matrícula desta casa, pois que, embora de caráter espírita, ela recebe e ampara doentes de qualquer crença ou nacionalidade (Jornal "A Nova Era", 1939, ed. 506, p. 2).

O poder público tratava de maneira desigual as entidades de natureza espírita ou católica. E os dirigentes da Casa de Saúde "Allan Kardec" questionavam o porquê da demora em responder ou mesmo conceder a matrícula solicitada, visto que os requisitos haviam sido preenchidos. Consideravam injusto verificar que outros estabelecimentos, de caráter católico, já haviam sido registrados e recebiam algumas formas de subvenção do Estado, que a rigor deveria ser leigo e garantir a todas as Instituições a mesma igualdade de tratamento. Mas, infelizmente, não era o que ocorria.

Nesse contexto, a Casa de Saúde "Allan Kardec" havia adquirido grandes proporções considerando-se a época.

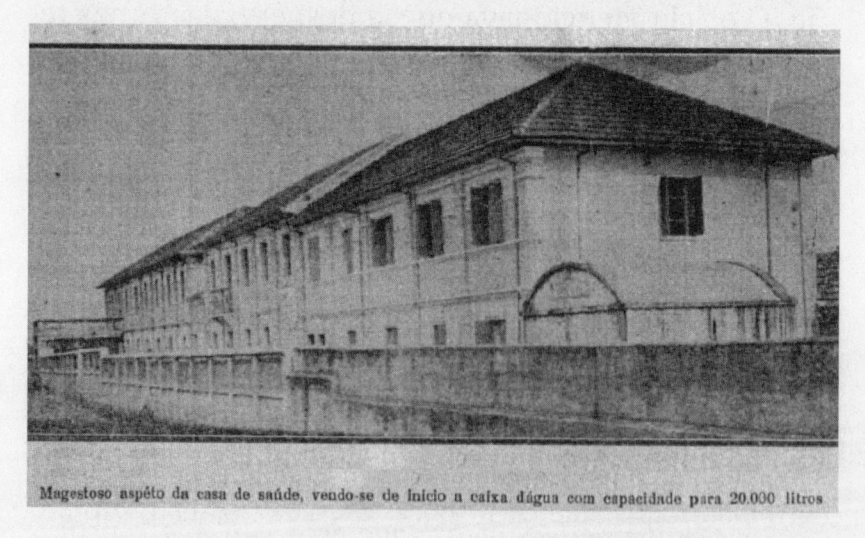

Magestoso aspéto da casa de saúde, vendo-se de início a caixa dágua com capacidade para 20.000 litros

Fonte: Jornal "A Nova Era", ed. 497, 25 de dezembro de 1938

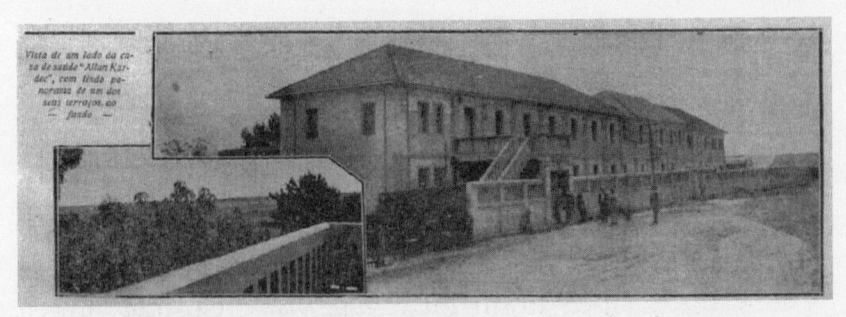

Fonte: Jornal "A Nova Era", ed. 497, 25 de dezembro de 1938

Tais dificuldades, vale registrar, em nada impediram o avanço e o desenvolvimento da Instituição. Mesmo sem o apoio do governo estadual, os trabalhadores locais estavam sempre à disposição para o melhoramento da Casa. Em 1938, foi adquirido um aparelho de rádio, da melhor marca, com alto-falantes, para alegrar todos os pavimentos, pátios e dormitórios da Casa de Saúde "Allan Kardec", cujo objetivo era despertar os alienados do torpor e proporcionar-lhes algumas horas de alegria. A aquisição representou de fato uma conquista, visto que "a musica age como poderoso estimulante das energias combalidas; reanima, desperta, predispõe os espíritos sombrios e maníacos" (Jornal "A Nova Era", 1938, ed. 453, p. 1). Com o equipamento devidamente instalado, certa vez, um grupo de jovens rapazes organizou uma ótima coletânea de "jazz" para os pacientes, levando-os ao riso, também às lágrimas. Ao embalo de músicas alegres, toda a multidão taciturna levantou-se para dançar e sorrir.

> *Era como se um fluído elétrico percorresse e movimentasse aquelas creaturas tristonhas, dando-lhes nova vitalidade, e alguma conciencia da felicidade que o mundo usufrue e que eles tam-*

> *bém têm direito. Alegria geral, ruidosa, comunicativa, patenteava-se em todos os semblantes. Dançavam aos pares, sosinhos, cabriolavam contentes e risonhos* (Jornal "A Nova Era", 1938, ed. 453, p. 1).

Tais realizações eram alcançadas a custo de muito trabalho. Os vanguardistas dessa Casa foram verdadeiros empreendedores sociais, heróis do humanitarismo. Auxiliados pelo espírito da caridade cristã e recebendo pacientes de diferentes condições financeiras, apenas alguns contribuíam com uma pensão módica. As Prefeituras Municipais, em sua maior parte, destinavam pequenas subvenções anuais insuficientes para cobrir as despesas provenientes da folha de pagamento e alimentação. Mesmo assim, a Instituição prosseguia em sua missão caritativa, em comprovação nítida das altas finalidades que constituíam a sua razão de existência.

Com as mãos deitadas à obra, a Instituição adquiriu uma chácara para o plantio de todas as espécies de hortaliças, além do desenvolvimento de avicultura e a criação de um pequeno rebanho de carneiros, cabras e algumas vacas leiteiras, cujos resultados eram empregados no abastecimento da Casa. Este talvez tenha sido um dos grandes legados deixados por José Marques Garcia: o devotamento ao trabalho e a renúncia a tudo o que estivesse fora do âmbito da administração, do progresso, do desdobramento e da elevação da Casa de Saúde "Allan Kardec". Quanto mais trabalhava, maior seu desapego e distanciamento do seu ser individual. O verdadeiro sentido da caridade estava fortemente incorporado nessa cruzada que ele resolvera empreender.

O registro de um dos aniversários de Sr. José Marques Garcia, datado de 1937, descreve que a essa altura da existência o mesmo estava tão absorto em sua contemplação íntima, que mal notou no exterior a grande alegria da festividade do seu natalício. "Assim o dia que foi para todos nós de intenso jubilo, ele o passou indiferente a tudo, mas gozando sósinho, quasi egoisticamente, o contentamento que as tarefas como as suas proporcionam a quem, como ele, soube ser bastante forte para conduzi-la a bom termo" (Jornal "A Nova Era", 1937, ed. 420, p. 1).

Após anos seguidos dedicando suas energias de homem de bem e honesto, em uma vida cheia de beneficência em prol dos menos felizes deste plano físico, José Marques Garcia tornara-se a pedra angular do Espiritismo em Franca, cujos atos, tanto de homem público, quanto de dirigente do Centro Espírita "Esperança e Fé", do Jornal "A Nova Era" e da Casa de Saúde "Allan Kardec", eram por todos admirados. José Marques Garcia, ainda no plano material, pôs suas mãos, seus pés, seu coração bondoso e toda sua energia para a realização do seu grande sonho de espírita, que foi o triunfo da Casa de Saúde "Allan Kardec".

"Mesmo em sua idade avançada, já ás portas da morte, o grande extinto se mostrou incansavel, como quem, concio de seus deveres, só abandonou a luta quando as forças já se lhe esgotaram irremediavelmente" (Jornal "A Nova Era", 1942, ed. 649, p. 1). Assim ocorreu o passamento de José Marques Garcia, aos 21 dias do mês de junho de 1942, aos 80 anos de idade. Após árduo e longo labor, em uma existência bem cumprida, retornou ao seio do eterno para colher os copiosos frutos semeados em sua jornada material. Quando a cidade tomou ciência de seu falecimento, houve uma romaria de aproximadamente duas mil pessoas, desde sua residência até a hora do sepultamento.

Uma grande alma acabara de desferir o seu voo para as sublimes mansões siderais. Sua vida, repleta de bons exemplos, seria lembrada pelos firmes exemplos "[...] de honra, de dignidade, de altruísmo, de esforço, de tenacidade, de confiança, de perseverança e de fraternidade. Foi um exemplo de espírito abnegado" (Jornal "A Nova Era", 1942, ed. 652, p. 3). Passou pobre de haveres materiais, mas infinitamente rico em obras imateriais.

Sua partida deixou um verdadeiro sentimento de desolação aos que o acompanhavam. Mas o trabalho deveria continuar, em respeito à sua memória, a seus inúmeros sacrifícios e, sobretudo, às centenas de pessoas que dependiam da grande obra em andamento.

NOVA LIDERANÇA, UM HOMEM DE BEM
... a sucessão de José Marques e as gestões de José Russo (1942-1978)

Logo entrava ele em novas iniciativas e demonstrava, para os que duvidaram de sua capacidade, a fibra de mineiro brioso e sóbrio.

Aos poucos sentiram os que confiavam nele ter encontrado um timoneiro de mãos firmes.

Texto escrito por Agnelo Morato, em 1972, descrevendo o momento em que José Russo assumiu como provedor da Casa

Com o passamento de Sr. José Marques Garcia, naturalmente, inúmeras dúvidas pousaram sobre a Casa de Saúde "Allan Kardec". Apesar de muitos estarem otimistas, era um momento de interrogação perante o futuro da Casa. Diversas conjecturas trouxeram a necessidade de planejar o destino do nosocômio e do jornal. José Russo, que há sete anos estivera ao lado de José Marques Garcia, na condição de gerente do hospital, era apontado como a pessoa mais habilitada para comandar a grande obra que àquela altura atendia a mais de duzentos pacientes. Os anos de aprendizado ao lado de Sr. Marques, somados aos seus bons atributos, rendiam-lhe as condições necessárias ao exercício da função de provedor.

E assim sucedeu, aos 18 de julho de 1942, após memorável pleito realizado no Centro Espírita "Esperança e Fé", José Russo elegeu-se como provedor da Casa de Saúde "Allan Kardec". Naquele contexto, praticamente 98% dos hospitalizados dependiam da solidariedade humana para prover as demandas materiais de alimentos, medicamentos e roupas, tornando a missão extremamente desafiadora para qualquer um.

As gestões de José Russo também foram marcadas por diversas melhorias, ampliações e aprimoramento do hospital, em diversos aspectos. O aprendizado com José Marques, muito provavelmente, mostrara-lhe que as dificuldades materiais nada mais seriam do que o combustível para se lançar em novos desafios, pois as fileiras dos atendimentos eram grandes, e a dos não contemplados ainda maior. Inúmeros doentes, provenientes de diversos Estados do Brasil, batiam à porta da Instituição, mas infelizmente voltavam para seus lares sem o devido atendimento.

Três anos após assumir a provedoria da Casa de Saúde "Allan Kardec", José Russo lançava a pedra fundamental para a construção de novo pavilhão, de dois andares, com um projeto moderno, capaz de abrigar número maior de criaturas acometidas por distúrbios mentais dentro de instalações mais eficientes, condizentes com as exigências da assistência médica da época. Para além desse pavilhão, considerada uma obra gigantesca e quase ousada para época, erguida à custa de muitos sacrifícios, outros pequenos pavilhões foram construídos ao longo de suas gestões, promovendo a ampliação e reformas de quartos, pátios, instalações sanitárias, luz e água, varandas e alpendres, enfermarias, refeitórios e demais melhoramentos planejados e executados de maneira dinâmica, contando com recursos por vezes inimagináveis de se conseguir.

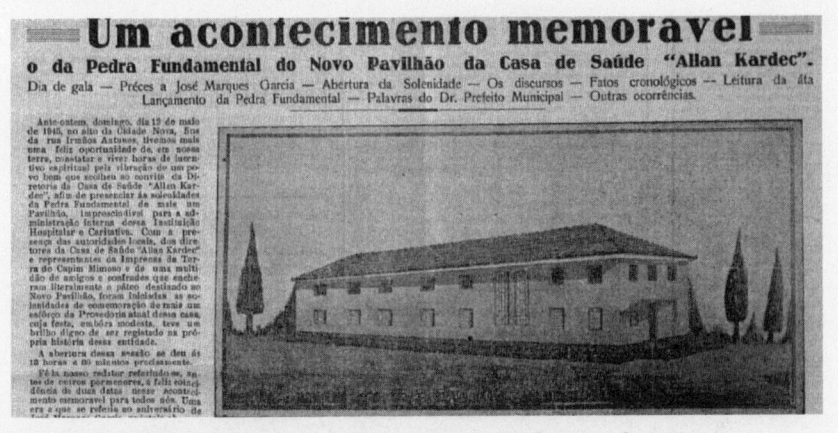

Fonte: Jornal "A Nova Era", ed. 717, 15 de maio de 1945

Não obstante a carga de trabalho decorrente das novas construções, José Russo adquiriu uma chácara, anexa ao hospital, visando iniciar diversas obras que viriam a reduzir algumas despesas do hospital. A chácara passou a atender à criação e engorda de suínos, à cultura de mandioca, batata, milho, hortaliças em geral, pomar, além de vacas leiteiras. Tal iniciativa, segundo registros da época, fez-se necessária em razão da significativa redução de várias subvenções. "A federal foi, a estadual tambem e, mesmo as municipais sofreram assustadora redução. Além disso, todas as subvenções atualmente dotadas, elas todas reunidas não dão para as despesas de manutenção de um mês dos doentes da Casa" (Jornal "A Nova Era", 1946, ed. 753, p. 4).

Face à redução gradativa das várias subvenções, o novo provedor deveria encontrar meios necessários à sobrevivência da Casa. Logo, na ausência do auxílio dos poderes governamentais, José Russo não esmoreceu ou, tampouco, se pôs de braços cruzados, em atitude de devaneio. "Ao contrário. Sorridente, arregimentou os seus próprios recursos, pondo-os em campo, numa campanha devéras triunfante" (Jornal "A Nova Era", 1946, ed. 753, p. 4). Com sofisticada habilidade de escrita, produziu importantes obras espíritas, como o folheto "Túmulo dos Vivos" e o livro "Herança do Pecado", cujos cinco mil exemplares vendidos renderam-lhe significativa quantia de fundos, a qual abdicou de qualquer soma que poderia usufruir por direito, empregando-as integralmente no desenvolvimento e manutenção da Casa de Saúde "Allan Kardec".

José Russo, a essa altura, dava provas de sua renúncia, revelando atitudes que um verdadeiro líder seria capaz de empreender, de maneira altruística e desprendida, em semelhança à abnegação de José Marques Garcia, seu grande mentor. José Russo, diziam à época, rasgara do seu dicionário as palavras difícil e impossível. Costumava ele dizer, sempre confiante, que "o recurso virá do alto, no momento oportuno." Com esse ânimo e fibra, soube conservar o legado deixado por José Marques Garcia e dar sequência à obra, tornando a Casa cada vez maior, mais acolhedora aos seus moradores e alinhada às possibilidades da época.

A Casa de Saúde "Allan Kardec" obteve o título de utilidade pública municipal em 1958, considerado por parte dos diretores como reconhecimento tardio e justo, ao mesmo tempo, face aos 38 anos de sacrifícios sem conta, campanhas contrárias e perseguições das mais diversas, enfrentadas com bravura para manter os atendimentos à onda dos sofredores de moléstias nervosas e mentais, amplamente constituída por pacientes em situação de indigência (aproximadamente 70%). Poucos anos depois, mais especificamente em 1962, a Casa obtém o título de utilidade pública estadual, assinado pelo ilustre Sr. Governador do Estado de São Paulo, Prof. Carlos Alberto de Carvalho Pinto.

Percebe-se que a Instituição desde sempre mantinha assistência psiquiátrica diferenciada dos demais estabelecimentos que atuavam nesse segmento. Otávio Martins de Souza, em visita realizada à Casa de Saúde "Allan Kardec", em meados de 1949, relatou a realidade observada atentamente nas dependências da Instituição. Em sua opinião, o que muitos chamariam de inferno em vida, era na verdade um paraíso real. A Casa diferenciava-se das cenas tragicômicas da maioria dos manicômios brasileiros, onde infelizes criaturas viviam quase que à margem da vida, "[...] sem que a luz do espírito ilumine as profundezas do ser" (Jornal "A Nova Era", 1949, ed. 812, p. 1).

Otávio Martins encontrou na Instituição homens e mulheres de condições sociais diversas, lançados naquele espaço pela ausência das faculdades mentais, total ou parcialmente. E chamou-lhe atenção o ambiente humanizado e acolhedor, diferente do atendimento mecanizado oferecido pela maior parte dos estabelecimentos congêneres de natureza estatal.

> *Em geral, o ambiente dos manicômios não-espíritas é de puro materialismo, dado o caráter materialista da medicina oficializada que fez da psiquiatria um ramo de ciência materializado, com reações superficiais, injeções complicadas, choques, e outras práticas quanto á aplicação, e de um verboso emaranhado teórico cujo principal escopo parece não ser outro senão negar a existência da alma, ou seja, do espírito* (Jornal "A Nova Era", 1949, ed. 812, p. 1).

Segundo o visitante, a direção da Casa seguia preceitos humanitários, com uma folha de serviços longa e brilhante, orientada por métodos empregados pela verdadeira psiquiatria. Os hóspedes da Casa de Saúde "Allan Kardec" estavam acolhidos sob o carinho dispensado de um tratamento racional e cristão, mantido por um grupo esforçado de espíritas, agora sob a liderança de José Russo.

Vale registrar, acerca desse grupo de espíritas, que foram muitos os corações generosos e as almas forjadas no princípio da solidariedade humana, a somarem ao lado de José Marques Garcia e José Russo. Caso contrário, a Casa de Saúde "Allan Kardec" não teria condições de pôr em prática tamanha obra dedicada à fraternidade. Nesse percurso, alguns se destacaram pelo tempo que disponibilizaram à Instituição e ao Jornal "A Nova Era." Pelo que se sabe, Dr. João Mathias Vieira, Dr. Tomaz Novelino, Dr. Agnelo Morato, Sr. Agenor Santiago e Sr. Vicente Richinho foram os grandes companheiros de jornada de José Russo.

Cada um, ao seu modo, de valor imensurável, sempre presente nos momentos mais desafiadores.

O desmedido esforço coletivo de tais sujeitos, que dedicaram suas energias compartilhando um ideal comum, fez com que a Casa de Saúde "Allan Kardec" se diferenciasse, como já dissemos, da maior parte dos hospitais da época, que vivenciavam realidades bastante distintas. Em 1952, por exemplo, a Casa acolhia 232 enfermos de ambos os sexos. E havia uma lista de espera de aproximadamente 430 pessoas.

Algumas edições de o Jornal "A Nova Era" passaram a noticiar as precárias condições a que muitos hospitais psiquiátricos do período se encontravam, impondo dolorosas realidades a seus milhares de pacientes. Em 7 de junho de 1956, por exemplo, houve uma reunião na Secretaria de Saúde de São Paulo, com a presença de vários diretores de hospitais psiquiátricos do interior do estado – dentre eles o Sr. José Russo – a fim de se estudar medidas urgentes e encontrar algum tipo de solução para as condições precárias do Hospital de Juquery, devido ao acúmulo de pacientes psiquiátricos internados naquele nosocômio.

Segundo os registros, o hospital localizado no município de Franco da Rocha tinha capacidade de atender a quatro mil pacientes, mas estaria com superlotação de aproximadamente quinze mil usuários. Na oportunidade, o Secretário de Saúde solicitou encarecidamente que os respectivos diretores dos hospitais do interior ajudassem a acolher os enfermos, sob a promessa de auxílios e subvenções para a construção de novos pavilhões, assim como o aumento de cotas para o financiamento do "leito-dia".

Quase uma década após esse primeiro registro, às vésperas da ditadura militar, em 1963, o Jornal "A Nova Era" apresentou uma matéria que descreveria uma realidade ainda mais dramática do respectivo hospital.

> *As notícias nos chegam revestidas de cores negras, próprias de reportagens destinadas a penetrar fundo na alma popular. [...] Doentes esfomeados, homens e mulheres tais como nasceram, vegetam insensíveis à espera inconciente da morte, libertadora de seus sofrimentos! Vinte a trinta óbitos mensais vão reduzindo a infeliz população, substituida pela esperança de novos candidatos que chegam e lá ficam expostos ao desleixo anti-higiênico, à consumação precoce pela subnutrição!...* (Jornal "A Nova Era", 1963, ed. 1143, p. 1).

A verdade é que há séculos a loucura representava um problema nacional de grande proporção. E os pioneiros da Casa de Saúde "Allan Kardec", cientes da magnitude do encargo assumido, não se conformaram com os maus-tratos dispensados aos demais estabelecimentos psiquiátricos do Brasil. Por diversas vezes, denunciaram as generosas subvenções entregues a clubes carnavalescos, de futebol, escolas de samba, associações esportivas e blocos de todas as modalidades, ao passo que "[...] os loucos morrem ao abandono, sepultados vivos, sem cuidados, sem vestes, sem alimento e sem um carinho humano! Não se move nenhuma parcela de crítica ao dessinterêsse dos que dirigem temporariamente os destinos de um povo" (Jornal "A Nova Era", 1963, ed. 1143, p. 1).

Para os dirigentes da Casa de Saúde "Allan Kardec", seu corpo clínico e todo o quadro de colaboradores, a assistência psiquiátrica não consistia apenas na reclusão do paciente, afastando-o do ambiente familiar e da sociedade. As narrativas encontradas nas edições, do Jornal "A Nova Era", informam que a missão institucional, desde sua origem, sempre fora cuidar do enfermo de maneira humanizada, oferecendo-lhe um mínimo de dignidade. Para todos, alimentação, higiene, ar puro e dormitórios constituíam fatores de alto valor, indispensáveis ao reequilíbrio das energias vitais; ainda que, nada mais que a obrigação da Instituição. Em verdade, o que o doente necessita é de "palavras que confortam e reanimam. Precisa sentir o calor da convivência dos que os cercam: rejubila-se por momentos ante carinhoso interêsse fraterno; alegra-se em não ser considerado louco, temido pelos familiares quando acometido de crises e desespêros mal contidos" (Jornal "A Nova Era", 1963, ed. 1143, p. 1).

O registro anterior, de fato, denota que a semeadura lançada por José Marques Garcia havia desenvolvido com força e vigor. O pensamento e comportamento de José Russo seguiam o mesmo sentido, intacto e firme, zelando pelo melhor das centenas de pacientes que perderam o controle da razão. José Russo, cuja têmpera demonstrara o valor dos invictos, mostrou que soube lutar e vencer. Dirigiu a Casa de Saúde "Allan Kardec" por 43 anos, sendo 07 anos[14] na função de gerente e 36 anos[15] na condição de provedor-gerente.

As gestões dos Senhores José Marques Garcia e José Russo, juntas, somaram 56 anos de trabalho árduo, com poucos momentos de descanso e inúmeras atitudes intrépidas. José Russo, por sua vez, demonstrou ter o mesmo espírito fraterno, abnegado e empreendedor que o de José Marques Garcia. Nos intervalos entre uma etapa e outra vencida na Casa de Saúde "Allan Kardec", deixou um legado de igual valor para o município de Franca-SP, desta feita, no campo da ação social, por meio de obras assistenciais voltadas ao acolhimento de outras dimensões da miséria humana.

José Russo merece igualmente ser exaltado pelas grandes obras edificadas em Franca-SP, tanto na Fundação Espírita "Allan Kardec", na condição de provedor-gerente, quanto pela inauguração da Fundação Espírita "Judas Iscariotes". Ou seja, concomitantemente ao empenho na Casa de Saúde "Allan Kardec", José Russo encontrou energias e recursos para fundar o Centro Espírita Judas Iscariotes (CEAS), em 1946; construir um albergue noturno, em 1950, com o objetivo de oferecer pouso e alimentação a viajantes e pedintes; inaugurar o Lar da Velhice Desamparada, em 1962, destinado ao acolhimento de pessoas idosas abandonadas por suas famílias, além de outras etapas vencidas.

---

14 Entre os anos de 1935 a 1942.
15 Entre os anos de 1942 a 1978.

Tendo prestado um serviço de valor inestimável à Fundação Espírita "Allan Kardec", aos 81 anos, José Russo encerra suas contribuições nesta Casa para se dedicar ao desenvolvimento de nova e grandiosa missão. O CEAS havia se transformado em Fundação Espírita "Judas Iscariotes", uma Entidade privada sem fins lucrativos de grande préstimo à população pobre do município. A trajetória desta obra edificada por José Russo, nos mesmos idos em que esteve à frente da Casa de Saúde "Allan Kardec", estabeleceu forte vínculo entre ambas, tornando-as "coirmãs."

Ainda que cada Instituição tenha seguido sua própria trajetória, uma no campo da saúde mental, e outra no campo da ação social, ambas se reencontraram mais adiante, em momentos de sinergia e consórcio para o bem comum da saúde mental.

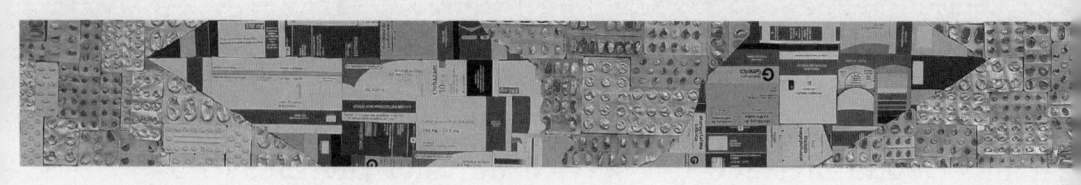

CAPÍTULO III

CONTRAPONTOS ENTRE O AMBIENTE PÚBLICO-PRIVADO

DISTINTAS REALIDADES ESTADUAIS

... as múltiplas formas de assistência e a emergência do modelo hospital-colônia

> *A partir das respostas dadas pelos estados chegou-se a conclusão que alguns dos estabelecimentos construídos até aquele momento, muitos inaugurados até o século XIX, não possuíam condições estruturais para prestar o serviço psiquiátrico a sua população de forma minimamente satisfatória.*
> André Luiz da Conceição Fabrício

Com o objetivo de elaborar amplo diagnóstico acerca da realidade da assistência psiquiátrica no País, a União conduziu um estudo em nível nacional, entre 1937 e

1941, que corroborou a diversidade de ações executadas nos diferentes estados brasileiros, reconhecendo que havia múltiplas formas ou níveis de atendimento aos doentes mentais do País. As ações dos estados foram tipificadas da seguinte maneira:

• Os estados que não prestavam qualquer tipo de assistência a seus doentes mentais (Sergipe, Goiás e território do Acre).

• Aqueles que ofertavam assistência básica, rudimentar, sem tratamento médico especializado (Mato Grosso, Espírito Santo e Piauí).

• Os estados que conseguiam oferecer algum tipo de assistência mais específica, ainda que, por vezes, entendida como insuficiente (Amazonas, Maranhão, Ceará, Rio Grande do Norte, Alagoas e Santa Catarina).

• Os que conseguiam assistir aos doentes mentais por meio de assistência especializada, mas com oferta reduzida (Paraíba, Pará, Bahia e Rio de Janeiro).

• E os estados que assistiam a seus enfermos com base em métodos e práticas psiquiátricas (Paraná, Rio Grande do Sul, Pernambuco, São Paulo e Minas Gerais).

As distinções assinaladas, de modo geral, diagnosticaram três grandes conjuntos de assistência e práticas desenvolvidas pelos governos estaduais. No primeiro, não havia qualquer tipo de atendimento ou atenção disponível, ou seja, os doentes que vagueavam pelas ruas, ou mesmo aqueles trancafiados e amarrados nos porões das cadeias públicas ou das Santas Casas de Misericórdia estavam totalmente à mercê da caridade, da filantropia e da boa sorte das práticas caritativas, tal qual acontecia no período colonial. Em outros termos, desde os tempos coloniais, a realidade pouco havia se alterado para os infelizes de alguns estados brasileiros.

No segundo conjunto havia algum tipo de assistência prestada, em maior ou menor escala, com o apoio do saber psiquiátrico. Os manicômios e hospícios, em sua maioria, eram dirigidos pelas Irmandades de Caridade ou grupos religiosos, às margens do conhecimento médico-psiquiátrico até então desenvolvido, sujeitos às mesmas práticas de miséria e barbárie anteriormente abordadas.

No último caso, o saber psiquiátrico permeava as práticas de assistência psiquiátrica, de modo que alguns governos haviam incorporado os médicos-psiquiatras para assumir a direção de hospitais, instituições e espaços decisórios sobre a condução da assistência psiquiátrica, cujos atendimentos alinhavam-se à intenção de desenvolver novas tecnologias de atenção e modelos de cuidados.

A Casa de Saúde "Allan Kardec", neste contexto, enquadrava-se nesta última categoria. Estava na vanguarda da assistência psiquiátrica brasileira por diversas razões, afinal, quantas instituições conseguiam dispensar assistência médica tão humanizada no tratamento aos enfermos da razão? Tal como apresentado nos ensaios anteriores, graças ao esforço de grandes empreendedores sociais, trabalhadores incansáveis, dedicados a um espinhoso trabalho, a assistência oferecida aos pacientes com transtornos psiquiátricos figurava dentre os melhores padrões existentes à época.

No âmbito da União, com o diagnóstico recém-elaborado pelo Governo Republicano, reconhecia-se a partir de então os diferentes níveis e modelos de assistência psiquiátrica, levando o Estado a se movimentar no sentido de repensar e reordenar seus serviços de saúde mental. Uma das respostas institucionais veio em 1941, em um processo de reformulação interna na estrutura organizacional do DNSP (Departamento Nacional de Saúde Pública) , onde suas divisões foram reorganizadas por serviços específicos.[16] Com a reorganização, a saúde mental passou a dispor de uma estrutura institucional própria, e inclusive mais abrangente, por meio da criação do Serviço Nacional de Doentes Mentais (SNDM).[17] O respectivo departamento nacional tinha o objetivo de promover e intermediar os acordos de cooperação e fomento com os estados, fortalecer as ações para este público específico, além de expandir a assistência aos doentes pelo território brasileiro.

Uma segunda resposta institucional do Governo Republicano foi a elaboração do Plano Hospitalar Psiquiátrico[18], que apresentou algumas possíveis soluções para o impreterível problema em torno da saúde mental brasileira. As propostas de expansão sugeridas pelo Plano Hospitalar Psiquiátrico privilegiaram o modelo institucional "hospital-colônia." Adauto Botelho, precursor

---

16 Serviço Nacional de Lepra, Serviço Nacional de Malária, Serviço Nacional de Peste, Serviço Nacional de Tuberculose, Serviço Nacional de Febre Amarela e o Serviço Nacional de Doenças Mentais (SNDM).
17 Adauto Botelho foi o primeiro diretor desse serviço, permanecendo na função por treze anos, até o fim do governo Vargas, em 1954.
18 Intitulado *Plano Psiquiátrico para a União: Sugestões para a Ação Supletiva da União*.

deste movimento, fora um grande entusiasta do padrão colônia, que basicamente consistia em um complexo hospitalar, com áreas físicas consideráveis, afastadas dos centros urbanos, onde se tratavam os doentes mentais. Vale registrar que o modelo denominado colônia expandiu-se consideravelmente entre as décadas de 1940 e 1960.

A FILHA DA CASA
... a reluzente trajetória da enfermeira Dalila Pereira dos Santos

> *Cumprimos uma missão,*
> *Eu e minha alma gêmea,*
> *Neste Hospital trabalhando*
> *Parte de nossa existência.*
> *Tudo foi testes na vida;*
> *Tudo foi experiência,*
> *Alegria de servir*
> *E sentir sua presença!*
>
> Trechos de um poema escrito
> por Dalila P. dos Santos
> e Benedito A. Souza

Este ensaio será dedicado à história de Dalila Pereira dos Santos, uma criança que nasceu e cresceu nos remotos tempos do recém-inaugurado Asylo "Allan Kardec." Filha de D. Ernestina, uma paciente abandonada pelo marido em uma instituição psiquiátrica, na condição de gestante, a trajetória de Dalila detinha todos os componentes para ser mais uma tragédia humana a cair no absoluto esquecimento. No entanto, em contraste ao miserável destino de Cecília, narrado anteriormente, os caminhos de Dalila seguiram um enredo totalmente diferente. Afinal, seu nascimento ocorrera em uma Casa definida por sua fraternidade e pelo acolhimento verdadeiro, em ambiente que de fato desejava cuidar das pessoas, não as despedaçar.

A história de Dalila, registrada em seu diário particular, ilustra o modo que a Casa de Saúde "Allan Kardec" se distinguiu positivamente das demais instituições congêneres, evidenciando como o amor, o carinho e o acolhimento fraterno são capazes de transformar radicalmente a vida de um ser humano. Tudo se inicia com a chegada de sua mãe na Instituição, D. Ernestina, uma paciente extremamente furiosa e arredia, que deu à luz no próprio asilo, pois, em razão de seu forte temperamento, era impossível levá-la para uma maternidade ou casa particular. Ao ser informado do nascimento, José Marques Garcia quis imediatamente conhecer a criança destinada a nascer em seu hospital. A "filha da casa", como ele a apelidou. D. Ernestina, que não reconhecia a criança enquanto filha, retornou a Pitangueiras, deixando a recém-nascida aos cuidados do casal de enfermeiros do asilo, D. Maria e Sr. Francisco.

O Diário de Dalila descreve um ambiente de amor e fraternidade. Aos seis meses, "[...] tiraram-lhe o retratinho dela dentro de uma cesta cheia de flores, e não demorou muito, ouviam-se gostosas gargalhadas do casal que se divertia com a menina que enrolava a lingüinha querendo falar mamãe" (SANTOS, p. 16).

> *O tempo voava, atrás da festa do primeiro aniversário, logo veio o segundo, e 'Lilinha' já falava de tudo, D. Maria era mamãe e Sr. Francisco papai, o diretor padrinho, ela já corria para todos os lados, muito manhosa, pois criada com muito mimo, não apanhava, mas era uma menina muito educadinha e obediente* (SANTOS, p. 18).

José Marques Garcia, padrinho de Dalila, e referido como "vovô Marques", sempre lhe dava presentes. Seu favorito era uma boneca que chorava, a qual não conseguia se desgrudar por muito tempo. O Sr. Francisco construiu, nas próprias dependências do hospital, um pequeno cômodo exclusivo para Dalila brincar com suas bonecas. Era um espaço que reproduzia uma casa, com mobílias de quarto, sala e cozinha, com mesas e cadeiras de madeiras, "[...] tudo feito por papai e muito bem feitinho, pois papai quando novo, seu ofício era carpinteiro" (SANTOS, p. 20).

As memórias de Dalila indicam uma vida de alegria e felicidades, cercada de carinho e amor. Certa vez, quando seus pais resolveram se aposentar do trabalho, em razão da idade avançada, Dalila sofreu profundamente por ter de se mudar do hospital. A mudança foi triste. Os doentes choraram muito. E a pequena, segundo relatos, muito relutou para entrar no automóvel do padrinho que os esperava no portão do asilo. Extremamente zangada com seus pais, não entendia o porquê de deixar o hospital, pois estava extremamente habituada àquele ambiente e aos pacientes.

> *Enfim, deixar aquelas mulheres que apesar de doentes, nunca me fizeram mal, pelo contrário, tinham muito cuidado comigo; se, às vezes, levava algum tombo perto de alguma delas, era levada no colo com todo o cuidado para mamãe ou papai. Elas faziam bonequinhas de pano para mim, me queriam muito bem e eu também a elas, todas eram 'vovó', 'titia', assim que mamãe me ensinava a tratar as doentes. Quando elas estavam melhores, papai as deixava soltas no pátio da cozinha para catar feijão, descascar batatas, ou seja, fazer algum serviçinho para que se distraíssem. As outras doentes ficavam no pátio, e mesmo estas eu queria bem, pois fui criada no meio delas e ficar longe me faria sentir imensas saudades* (SANTOS, p. 23).

No entanto, mesmo contra sua vontade, teve de se despedir do asilo e se mudar para uma residência juntamente com seus pais. Dalila sentiu-se inundada pelo sentimento de tristeza, pois, a partir de então, tudo era diferente do asilo. Lá havia muita gente, em salões grandes, corredores enormes, onde ela podia correr e brincar livremente. Sua nova casa não era pequena, mas o que lhe faltava era a convivência com mais pessoas, especialmente os pacientes.

Mesmo morando em uma casa, com os pais já aposentados, Dalila jamais deixou de frequentar o hospital. Com exceção das eventuais visitas que fazia acompanhada de seu pai, passava todos os Natais na Instituição, com sua família e seu padrinho, colaborando nos preparativos do tradicional almoço natalino. Sempre que possível Dalila brincava junto às doentes que tanto gostava.

> *Já grande, levava balas e eu mesma repartia com elas, levava peteca e entrava para o pátio e era para todos admirarem por eu ficar li entre elas, sem juízo, e não ter medo. Sim, nunca temi as enfermas, pelo contrário, gostava de estar ali, pois nada de mal me faziam, ali tinha as doentes de todas as idades, mocinhas, senhoras de idade, etc. [...] quando eu entrava no pátio era uma alegria porque sabia que ia brincar de roda* (SANTOS, p. 31).

Foi na infância que Dalila sofreu os primeiros golpes mais duros da vida. Viu sua mãe subitamente adoecer e desencarnar, seu pai mergulhar em uma tristeza profunda e, em poucos meses, sucumbir pela dor da perda da esposa, deixando-a órfã novamente. Todavia, seu padrinho, José Marques Garcia, não a deixou desamparada. Ele a levaria de volta ao asilo, para cuidar e protegê-la.

José Marques Garcia propôs que Dalila estudasse, pois, seu pai havia deixado alguma quantia, e, mesmo que esta não fosse suficiente, ele tinha condições de inteirar o valor que fosse necessário. Com o passar das semanas, ainda jovem, Dalila passou a colaborar no dia a dia do asilo, enxugando os pratos, no preparo dos alimentos e até mesmo auxiliando os enfermeiros. Sem que ninguém a obrigasse a qualquer tarefa, como ela mesma descreve, foi gostando das tarefas e ganhando a confiança e o respeito de todos: "[...] por fim usava avental branco, carregava as chaves, ajudava na cozinha, era a copeira e fui voltando a ser uma menina de olhar triste, mas alegre" (SANTOS, p. 36).

Aos quinze anos, esteve presente no passamento do "vovô Marques", assistindo ao fim de uma "jornada de sacrifícios, coragem e fé; trabalhando sempre pela sua grande obra de aumentar o asilo e amparar melhor os doentes" (SANTOS, p. 38). Esse acontecimento foi mais um abalo, não apenas para Dalila, mas a todos os doentes do hospital, que choraram copiosamente a morte do grande mentor do hospital. Segundo Dalila, nesse dia, ninguém quis se alimentar, e até mesmo as doentes mais furiosas, que habitualmente gritavam, cantavam e afrontavam a todos, foram tomadas de absoluto silêncio.

José Russo, ao assumir a nova diretoria da então Casa de Saúde "Allan Kardec", manteve o padrão de carinho e acolhimento para com Dalila. Em sua opinião, tudo passou a acontecer da mesma forma, exceto pela imensa falta que o padrinho fazia a todos. O novo diretor, bastante afetivo, segundo Dalila, acabou apadrinhando-a. Aos dezesseis anos de idade Dalila realizou seu enlace matrimonial com um colaborador da casa, Sr. Benedito. Dalila vestiu-se de noiva na Instituição e, como está descrito em seu Diário, saiu de um asilo de "loucos" de braços dados com José Russo, em direção à Igreja, para o seu tão desejado casamento. Ainda que tivesse de deixar a Instituição pela segunda vez, agora estava completamente tomada pelos sentimentos de amor e alegria.

E assim sucedera. Dalila se casou, mudou-se e foi muito feliz com seu marido. Por algum tempo, continuou a trabalhar no asilo, auxiliando nas funções que lhe eram confiadas. Em razão de uma oportunidade recebida por Benedito, ambos se mudaram para a capital São Paulo, com a intenção de acumular algum dinheiro para a aquisição de uma casa. Assim que alcançaram tal objetivo, voltaram para Franca-SP, e, um dos primeiros locais a serem visitados foi o Hospital Allan Kardec, sendo ambos calorosamente recebidos por José Russo, que lhes disse "[...] vocês vão trabalhar é aqui no hospital e a missão e o trabalho de vocês é aqui, e não em outro lugar" (SANTOS, p. 68).

Feito o convite, Dalila e Benedito novamente retornam à labuta no hospital, ela na cozinha e Benedito no pátio, cuidando da ala masculina. Ela descreve que ambos iniciaram o trabalho em "nossa casa" com bastante felicidade. Em pouco tempo, ela assumiu a responsabilidade por toda ala feminina. Trabalhava em todas as funções: nos banhos, na limpeza em geral e inclusive na assistência médica. O amor que Dalila nutria pela Instituição e pelos pacientes era tão intenso, que não demorou até que ela assumisse a tarefa de produzir os boletins sobre os pacientes, o que corresponde a uma espécie de "evolução" dos casos.

> *[...] e, mais importante, ser a intermediária entre o paciente e o médico, para relatar dores, inchaços, temperatura, pressão alta ou baixa, reação dos pacientes ante o tratamento, prostração ou agitação, toda mudança no quadro do paciente. [...] Essa prática, eu aprendi desde criança, de observar o cuidado que os pacientes recebiam de pessoas experientes, interessadas no verdadeiro bem deles, que usavam observação e amor neste trabalho. Era fundamental conquistar o paciente para ele aderir ao tratamento, tomar a medicação necessária; isso era feito através do diálogo calmo e compreensivo com o paciente* (SANTOS, p. 70).

Com o passar dos anos, após trinta anos de serviço prestado por Dalila, e trinta e cinco por Benedito, ambos se aposentaram no Hospital Allan Kardec. Mesmo aposentada, podendo agora descansar e "curtir" sua velhice, na companhia de seu esposo, Dalila continuou a colaborar com o hospital, na condição de voluntária, organizando passeios, datas comemorativas, caminhadas com os pacientes pelo centro da cidade, até mesmo coordenando um projeto de apadrinhamento afetivo aos moradores que haviam sido abandonados pelas famílias. Segundo Dalila, ao todo, 140 pacientes encontravam-se nessa condição, com pouco contato ou vínculo familiar. Seu esforço resultou em aproximadamente setenta e cinco madrinhas (para as mulheres) que podiam visitar as pacientes, conversar e, com a permissão médica, levá-las para sair do hospital e passear.

A autobiografia de Dalila nos fornece algumas evidências interessantes sobre vários aspectos do hospital: ambiente, estrutura, a personalidade e o comportamento dos dirigentes, assim também a relação que estes mantinham com os profissionais e, especialmente, com os pacientes. O hospital era considerado e descrito como a "casa-mãe", provedora, cuja missão era essencialmente acolher e cuidar dos enfermos da razão, da melhor forma possível, em ambiente cercado de pessoas que acreditavam em uma missão advinda de um plano maior. A violência deliberada e ordenada contra os pacientes, recorrente em diversas outras instituições, representava algo impensável para a realidade dessa Casa. As memórias de Dalila, ao lado de outros registros, identificam um ambiente que se esforçava para ser acolhedor para seus moradores.

A forma de tratamento aos pacientes, tanto do ponto de vista clínico, quanto espiritual, a preocupação pela aderência ao tratamento, a observação atenta ao quadro clínico e às manifestações psíquicas, sua circulação pelas dependências do hospital, o que incluía os passeios pela cidade, revelam que a Casa de Saúde "Allan Kardec" sempre foi muito bem dirigida, desde o seu início, na era de José Marques Garcia, igualmente na transição para o seu sucessor, José Russo. A assistência psiquiátrica de fato era humanizada, fraterna, acolhedora e distante de qualquer tipo de prática violenta, baseada em uma genuína preocupação com o bem-estar dos pacientes.

Se não fosse assim, Dalila, muito provavelmente, teria se afastado do ambiente da Casa. Tal distanciamento, entretanto jamais ocorrera, mesmo a vida lhe colocando diante de três oportunidades: o falecimento dos pais, a mudança com o marido para São Paulo e a aposentadoria, o que poderia representar uma possível esquiva. Contudo, Dalila retornou, sempre o mais breve possível.

Dalila Pereira dos Santos realmente fez jus à deferência de Sr. Marques, mostrando-se a legítima "filha da casa" que tanto amou e dedicou. Merece, portanto, os mais genuínos agradecimentos pelo que fez e representa.

NÃO HOUVE MILAGRE!
... aproximações e distanciamentos entre estatal e não estatal, o público e o privado

> *É de se estarrecer e perguntar, sem obter resposta, como vivem aquelas criaturas, como podem resistir aos regimes de restrições drásticas, no que se refere à higiene, alimentação e assistência médica!*
> José Russo, em publicação do Jornal "A Nova Era", em 1967

A ditadura militar (1964-1985) impôs um período demasiadamente sinistro para qualquer sujeito acometido por algum tipo de transtorno mental, além dos presos políticos. Este assombroso cenário, acompanhado e comentado pelos dirigentes da Casa de Saúde "Allan Kardec", foi definido como um estranho espetáculo, desumano, que depunha contra os foros de um país civilizado. Afinal, como uma Instituição do próprio aparelho estatal, como o Hospital Nacional de Juqueri, poderia compactuar com tamanha crueldade?

A edição nº 1246 do Jornal "A Nova Era", datada de 30 de junho de 1967, apresentou uma matéria em que o governador do Estado de São Paulo, à época, Dr. Abreu Sodré, assustou-se após uma inspeção nas colônias e pavilhões do Hospital de Juqueri. Na oportunidade, relatou a lamentável situação de penúria e abandono a que estavam submetidos os 13.052 doentes do hospital, além dos 1.200 no Manicômio do Estado.

A partir de 1970, o Governo do Estado de São Paulo passou a recorrer cada vez mais aos hospitais espíritas em busca de socorro. "O jogo" havia virado, definitivamente. Os hospitais espíritas – outrora perseguidos, vítimas de todo o tipo de acusações e infâmias, recorrentemente colocados no segundo plano de prioridades, ante as entidades de natureza católica – passaram a ser bastante acionados para prestar seus serviços ao setor estatal.

Em Franca-SP, a Casa de Saúde "Allan Kardec", por sua vez, não desconsiderou os milhares de sujeitos envoltos na sombra do sofrimento.

> *Pensamos que não devemos medir sacrifícios nestas atuais circunstâncias em que somos convidados a prestar serviços no campo da caridade. Não fugiremos ao dever cristão, quando muitas centenas de criaturas aguardam providências para recuperarem o sagrado direito de viverem libertas*

do sofrimento. Procuraremos, com fé e boa vontade, oferecer nossos recursos, objetivando suavisar a sorte daqueles que estão a braços com angustiosas provações (Jornal "A Nova Era", 1971, Ed. 1347, p. 1).

Assim, diante a uma elevada congregação de boas intenções, a Casa de Saúde "Allan Kardec" inaugurou um novo e grande pavilhão, em 1971, com o fim de ampliar sua capacidade de acolhimento e socorrer alguns pacientes da indigente situação a que se encontravam no Juqueri. Estimativas da época indicam que até o ano de 1971, aproximadamente 7.322 sujeitos, de ambos os sexos, haviam recebido tratamento clínico e espiritual nessa Casa. A capacidade mensal de atendimento era de 250 leitos, dentre os quais, 100 eram destinados a internações por intermédio do Governo do Estado de São Paulo, através de convênio mantido com a Coordenadoria da Saúde Mental. Os demais leitos atendiam a população pobre, incapaz de arcar com as expensas de um tratamento psiquiátrico particular.

Mesmo havendo significativa quantidade de fileiras de doentes à espera de algum socorro, sem recursos para serem atendidos em outros locais, os dirigentes da Casa de Saúde "Allan Kardec" sempre respeitaram a capacidade de atendimento da Entidade, pois uma eventual superlotação, tal como ocorria nos demais hospitais psiquiátricos, comprometeria seriamente a qualidade do serviço prestado. Não há registro histórico que indique o abarrotamento de pessoas no Hospital "Allan Kardec". Por esta e outras razões, também é possível afirmar, com segurança, que em nenhum momento a Casa de Saúde "Allan Kardec" foi associada ou mencionada como um "campo de concentração" – referência bastante usual às instituições de saúde mental no contexto da ditadura.

Se a história da saúde mental brasileira identifica a proeminência de contextos em que os enfermos foram tratados feitos animais malfazejos, esta realidade não pode ser atribuída à Casa de Saúde "Allan Kardec". Em meio às denúncias que outras instituições de assistência psiquiátrica vez ou outra respondiam, pelas múltiplas formas de barbárie e assombro no tratamento dispensado ao público institucionalizado, essa Entidade passou imune, ao longo dos diferentes períodos, a qualquer tipo de incriminações de tais naturezas.

Tamanho empenho levou a Entidade a encerrar o balanço de 1973 com este brio inédito – apenas um óbito dentre os mais de duzentos assistidos. O resultado foi destacado pelo Jornal "A Nova Era" como proveniente de ampla oferta de bem-estar para os pacientes cuidados pela Casa.

> *Resumidamente diremos a verdade, sem longas exposições: tratamento moderno pela psiquiatria aplicada pelo Dr. Rubens Jacintho Conrado, com assiduidade, interesse humano e espírito cristão; cuidados carinhosos e bondade pelo corpo de enfermeiros na aplicação das indicações médicas; paciência e zelo em ambas as secções, pela equipe de guardas vigilantes pelo sono tranquilo dos enfermos, no período noturno; higiene, distrações, alimentação sadia, ministrada fartamente. To-*

> *dos os departamentos do Hospital funcionando numa atmosfera de compreensão, esforço constante de manter o ritmo de servir aos irmãos enfermos que nos foram confiados* (Jornal "A Nova Era", 1974, Ed. 1405, p. 1).

Foram nessas condições que José Russo deixou o cargo de Gerente-Diretor da Casa, em 1978. Havia cumprido sua missão; honrando o legado que lhe fora designado, pelo próprio Sr. José Marques Garcia; e elevando, ao seu modo, a Casa de Saúde "Allan Kardec" para novo patamar. A Instituição havia se tornado uma referência em termos de assistência psiquiátrica, cujo reconhecimento no âmbito da saúde mental era observado não apenas no município, mas em todo o Estado de São Paulo e no próprio País.

José Russo há alguns anos vinha preparando um possível sucessor: Dijalvo Braga. Este assume a Diretoria da Casa de Saúde "Allan Kardec" aos 15 de janeiro de 1978, em memorável reunião que, ao mesmo tempo em que empossava seu novo Diretor, rendia homenagens a um dos maiores colaboradores que já passou por essa Casa. Se comparado às personalidades de José Marques Garcia e José Russo, Dijalvo Braga tinha um perfil diferente dos antecessores. Era reconhecido como um homem previdente e austero, com mais capacidade técnica e aproximação com os poderes administrativos. Já havia ocupado a função pública de Vereador do município de Franca-SP, diferenciando-se pela assiduidade e pelos resultados de seus empreendimentos.

Estando à frente da Casa de Saúde "Allan Kardec", em pouco tempo, Dijalvo Braga foi eleito Presidente da Federação dos Hospitais Psiquiátricos do Estado de São Paulo, corroborando suas competências enquanto administrador. Durante suas gestões, o hospital chegou a hospedar mais de quatrocentos pacientes da razão. Os tempos definitivamente eram outros. As instituições não mais sobreviveriam à custa da caridade, tal como sempre fora. Essa relação com o Poder Executivo e Legislativo era mais que necessária, a fim de garantir repasses públicos e evitar possíveis atrasos dos mesmos.

Assim, de 1978 em diante, ficou à testa da administração dessa Casa o valoroso trabalho de Dijalvo Braga.

> *Em sua direção, foram ampliadas áreas de construção e empreendimentos de acertos, conforme as exigências da psiquiatria moderna. Dijalvo Braga, verdadeiro campeão das iniciativas ajustadas às exigências requeridas pelos progressos da instituição, conseguiu registrar esse estabelecimento com o nome de Hospital Espírita "Allan Kardec", sob fiscalização da Coordenadoria de Saúde Mental da Secretaria dos Negócios da Saúde do Estado de São Paulo. Em pouco tempo logrou o Hospital alcançar a classificação dessa autarquia como nosocômio de primeira categoria* (Jornal "A Nova Era", 1982, Ed. 1615, p. 1).

A Casa de Saúde "Allan Kardec", sob a direção de Dijalvo, alcançou a categoria de hospital de primeira classe em 1981, pelo INAMPS; e em 1986 pela Coordenadoria da Saúde Mental do Estado de São Paulo. O importante reconhecimento refletia as longas décadas de serviços prestados ao município e região. A assistência psiquiátrica desenvolvida pelo Hospital "Allan Kardec" definitivamente distinguia-se da maior parte dos demais estabelecimentos congêneres. Sua filosofia de trabalho, edificadas sob os princípios da caridade e humanitarismo, não permitiram que ele atendesse a qualquer tipo de interesse escuso.

Mesmo assim, a partir da década de 1980, os destinos da assistência psiquiátrica brasileira enveredaram-se por novo ciclo, de questionamentos e reformas mais profundas, a reboque de algumas transformações que vinham sendo observadas no contexto internacional. A Casa de Saúde "Allan Kardec", assim como os demais hospitais psiquiátricos brasileiros, passaram a enfrentar novos dilemas no contexto pré e pós-Constituição de 1988.

Os principais movimentos sociais e políticos que culminaram na luta antimanicomial e reforma psiquiátrica, ao confrontarem a tragédia que era a assistência psiquiátrica no Brasil, assumiram a compreensão de que o grande vilão da história eram os hospitais psiquiátricos. Por conseguinte, diversos esforços foram dirigidos em desfavor dos hospitais, de maneira indiscriminada.

Novamente imerso em um contexto de grande turbulência, os novos tempos decretavam incompreensível tarefa – o enfrentamento das forças contrárias que maculavam e desvaliam as décadas de um trabalho bem enquadrado.

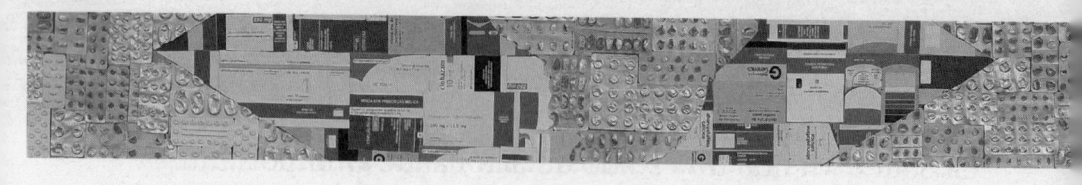

CAPÍTULO IV

TROVOADAS E TRANSFORMAÇÕES NO CAMPO DA SAÚDE MENTAL

NOVAS DIRETRIZES GOVERNAMENTAIS
... por uma sociedade sem manicômios

> *Trata-se de encontrar uma nova habitação para a loucura – o que não significa, naturalmente, reformar ou remodelar os espaços que os chamados loucos deveriam habitar, e, sim, diferentemente, tornar cada vez mais fluidas, mais transitáveis, mais flexíveis as fronteiras entre as instituições destinadas a eles e a sociedade onde se desenrola a vida e o destino de todos nós.*
>
> Ana Marta Lobosque

A ausência de uma política nacional de atenção à saúde mental levou os hospitais públicos a extrapolarem os limites de suas capacidades. Ante este cenário, a partir de 1973, o governo federal estabeleceu um arranjo no mínimo inusitado. O Ministério da Previdência e Assistência Social (MPAS), tendo que assegurar o direito à saúde aos trabalhadores formais, em razão da contribuição previdenciária, "comprava" os serviços do Ministério da Saúde (MS), destinando recursos para outro setor público. Este último, por seu turno, recorria ao setor privado em busca de vagas.

A estratégia governamental de buscar socorro junto aos hospitais privados, com ou sem fins lucrativos, vinha ocorrendo desde 1960, predominando até o final da década de 1980. O setor público, incapaz de empreender qualquer tipo de reforma na saúde mental, adotou a estratégia de contratar leitos e incentivar a expansão dos hospitais privados. Em pouco tempo, os efeitos do descaso governamental eram bastante visíveis e mensuráveis. O País havia produzido um parque manicomial de quase 100.000 leitos privados, remunerados pelo setor público; além dos 20.000 leitos estatais.

Em 1973, por exemplo, o Ministério da Previdência aprovou o *Manual para Assistência Psiquiátrica*, que serviu de referência para a Portaria n° 32, elaborada pelo Ministério da Saúde no ano seguinte. Ambos os documentos, a essa época, preconizavam o tratamento ambulatorial, a prioridade para a hospitalização curta e formas alternativas de Psiquiatria na comunidade. Seria preciso reformar a saúde mental, de maneira ampla, para fazer frente à caótica realidade, ao longo das décadas, pela grande maioria dos estabelecimentos de saúde mental no país.

O reduzido número de leitos fazia-se visível não apenas nos hospitais psiquiátricos. Os prontos-socorros e ambulatórios dos hospitais gerais enfileiravam verdadeira multidão de sujeitos em busca de assistência psiquiátrica.

A resposta do governo brasileiro para moderar a situação foi tardia e ineficiente. No início dos anos 80, os Ministérios da Previdência e Assistência Social (MPAS) e o da Saúde (MS) estabeleceram nova modalidade de convênio, denominado de "cogestão", em que o primeiro ministério deixa de comprar serviços do segundo. Este novo arranjo, de certo modo, produziu certas inovações institucionais no âmbito da gestão, pois estabeleceu a construção de um modelo novo de gerenciamento dos hospitais públicos, de modo mais descentralizado e dinâmico.

A estratégia da cogestão pode ser considerada a primeira tentativa de realização de mudanças estruturais na política de saúde mental. O novo modelo apontava a direção da ambulatorização, como forma de impedir a internação. Seu desenho também indicava a necessidade de superação da hospitalização como o recurso principal, reconhecendo que seria preciso pôr em funcionamento outros serviços, para além dos hospitais e manicômios, como recursos terapêuticos. De certa forma, o processo de cogestão desencadeou mudanças posteriores, tendo um papel de precursor de novas tendências e modelos no campo das políticas públicas.

Helvécio Ratón, em 1980, entrega ao País o impactante documentário "Em nome da razão", denunciando a escandalosa violação de direitos humanos das pessoas internadas no hospício de Barbacena. O documentário torna-se um forte instrumento de denúncia e, ao mesmo tempo, combustível para se cobrar mudanças no campo da saúde mental. No Rio de Janeiro, no mesmo ano,[19] ocorre o I Encontro Regional dos Trabalhadores em Saúde Mental. O evento produziu debates sobre a política nacional de saúde mental, as condições de trabalho precárias dos trabalhadores, a tendência privatizante da medicina, além de contundentes denúncias das muitas barbaridades ocorridas em algumas instituições psiquiátricas.

Em um contexto reformista, sob vários aspectos, o fervor das movimentações atinge o seu ponto culminante em 1986, durante a 8ª Conferência Nacional de Saúde, em Brasília. Pela primeira vez, tem-se a realização de uma conferência com caráter de consulta e participação popular. O evento foi precedido por diversas pré-conferências municipais e estaduais, as quais envolveram milhares de pessoas, inúmeras entidades e

---

19 Em âmbito internacional, em 1980, ocorreu nos Estados Unidos o V Encontro da Rede Internacional de Alternativas à Psiquiatria. No ano seguinte, dois importantes eventos são realizados nessa perspectiva de se encontrar formas alternativas de promover a assistência psiquiátrica, a saber: o VI Encontro da Rede Internacional de Alternativas à Psiquiatria, no México; e o I Encontro Latino-Americano de Encontro da Rede Internacional.

instituições da sociedade civil, assim também diversos movimentos sociais.

A 8ª Conferência Nacional de Saúde é considerada um "divisor de águas" na política de saúde, sobretudo pela indicação de nova concepção que deveria ser absorvida pelas políticas públicas – a saúde como direito do cidadão e dever do Estado. Esta simples definição engendrou uma série de outras definições e princípios básicos para o campo da saúde, de forma geral, e para a saúde mental, de modo específico. Eis, portanto, a emergência de nova visão de saúde, como sinônimo de qualidade de vida, disponível a todos os brasileiros, de modo universal, executada sob os princípios da descentralização e democratização.

Em 1987, ano da abertura do primeiro Centro de Atenção Psicossocial (CAPS)[20], acontecem igualmente outros dois importantes eventos para o campo da saúde mental. O primeiro ocorre em nível local, em Barbacena, com o II Encontro de Coordenadores de Saúde Mental da Região Sudeste. Neste encontro, discutiram-se a escassez de recursos humanos e a inexistência de instâncias intermediárias no âmbito da assistência psiquiátrica, sobretudo os serviços extra-hospitalares. Também foi bastante debatida a necessidade de que todo pronto-socorro público estivesse capacitado a atender às emergências psiquiátricas. A relevância desta última definição se faz no sentido de introduzir a saúde mental dentro do sistema geral de saúde.

---

20 O CAPS "Prof. Luiz da Rocha Cerqueira", em São Paulo.

O segundo grande evento de 1987 ocorre no Rio de Janeiro, através da I Conferência Nacional de Saúde Mental. Este evento, que aglutinou atores e representantes de entidades de todas as regiões do País, impulsiona o debate em prol de algumas reformas importantes, com destaque para a necessidade de mais participação da população em nível decisório das políticas de saúde mental e a priorização de investimentos nos serviços extra-hospitalares e multiprofissionais, com o objetivo de reverter a tendência hospitalocêntrica. Esse evento é considerado um momento histórico na trajetória da reforma psiquiátrica brasileira, não apenas pela renovação teórica e política do MTSM, ou pela forte expressão de nova ruptura epistemológica e política, mas pela tônica que edificou o lema, então consolidado, "por uma sociedade sem manicômios."

O ano de 1988 registra dois importantes acontecimentos para as políticas sociais e públicas. O primeiro é a própria Constituição Federal de 1988, que insere a saúde no tripé da seguridade social, ao lado da assistência e previdência social. O segundo é a criação do Sistema Único de Saúde (SUS), que desencadeia mudanças estruturais na política de saúde.

O MTSM e a reforma psiquiátrica inspiraram-se fortemente na experiência italiana, protagonizada por Franco Basaglia. Este, que desde a década de 50 desenvolvera grande atividade intelectual sobre a prática clínica da Psiquiatria, a partir da década de 60, quando assume o cargo de Diretor do Hospital Psiquiátrico de Gorizia, direciona suas interrogações ao atraso da assistência psiquiátrica italiana. O impacto com a vida quotidiana do hospital foi tamanho e tão chocante para Basaglia, que o mesmo passou a relatar e a intervir em uma realidade descrita por ele mesmo como desumana e intolerável.

Pouco a pouco, Basaglia passa a realizar algumas reformas: proibição do uso de eletrochoque, retirada das grades das janelas, extinção do uso das camisas de força, além de outras iniciativas que desejavam recuperar a confiança dos pacientes. Dentre algumas inovações para o período, Basaglia institui a realização de reuniões e assembleias entre os colaboradores e pacientes, para discutir aspectos da rotina institucional e do tratamento dispensado aos mesmos. Basaglia deixa a direção em 1968, em razão de um desentendimento com a administração provincial. Mais adiante, devido a uma questão política, ocorre a renúncia de toda a equipe médica, encerrando por completo a experiência de Gorizia.

Em Trieste, após montar sua equipe de trabalho, mais uma vez, Franco Basaglia dá início a um projeto reformista, visando reduzir a opressão dos pacientes e garantir-lhes o cumprimento dos direitos humanos básicos. Desta feita, para além de desmontar o aparato manicomial, o trabalho ocorre por meio da implementação de novos espaços e novas formas de lidar com a loucura e a doença mental. Alguns centros de saúde mental foram inaugurados nas diversas regiões da cidade. Também foram abertos diversos grupos-apartamentos – que consistiam em espaços de acolhimento em domicílio – para os pacientes, os quais poderiam residir sozinhos ou acompanhados por técnicos e/ou operadores voluntários.

Tais iniciativas, em conjunto, consolidaram estratégias alternativas de assistência psiquiátrica. As experiências italianas produziram o que a literatura denominou de "tradição basagliana." Seu precursor, a partir de então, passa a percorrer alguns países com a mensagem de que seria preciso analisar histórica e criticamente a sociedade, assim como a forma com que essa se relaciona com o sofrimento mental, por vezes, de modo indiferente e desumano.

Alguns especialistas se lançaram na missão de lutar por um modelo de humanização institucional. Os trabalhadores da saúde mental começaram a se posicionar de forma mais incisiva, a favor de mudanças, tencionando o governo a implementar serviços extra-hospitalares, inseridos na própria comunidade, em diálogo com a vizinhança e com iniciativas relacionadas ao trabalho.

No mesmo contexto em que os ventos cariocas arejavam o lema da I Conferência Nacional de Saúde, "por uma sociedade sem manicômios", em clima de grande participação e entusiasmo; os ares paulistas clarejavam o surgimento do primeiro Centro de Atenção Psicossocial – CAPS Professor Luiz da Rocha Cerqueira. Os dois acontecimentos, em 1987, exerceram forte influência na criação ou transformação de muitos serviços por todo o País. No caso específico do CAPS, seu projeto original de implantação tinha como objetivos:

> *Criar mais um filtro de atendimento entre o hospital e a comunicade com vistas à construção de uma rede de prestação de serviços preferencialmente comunitária; [...] se pretende garantir tratamento de intensidade máxima no que diz respeito ao tempo reservado ao acolhimento de pessoas com graves dificuldades de relacionamento e inserção social, através de programas de atividades psicoterápicas, socioterápicas de artes e de terapia ocupacional, em regime de funcionamento de oito horas diárias, em cinco dias da semana, sujeito a expansões, caso se mostre necessário* (São Paulo, SES, 1982, p. 02).

Em 1992 foram aprovadas as primeiras legislações que estabeleceram a substituição gradual dos leitos psiquiátricos por redes alternativas e integradas de atenção à saúde mental. Dentre elas, a Portaria n° 224/92 representou o primeiro grande movimento de regulamentação do campo, ao estabelecer as diretrizes e normas para os estabelecimentos assistenciais em saúde mental, assentadas em alguns princípios do recém-inaugurado SUS, como a universalidade, hierarquização, regionalização e integralidade das ações. O documento definiu as principais normas – sistema de informações ambulatoriais e hospitalares, estratégias de atendimento, equipe mínima, além de outros aspectos – para o funcionamento das: i) unidades básicas, centro de saúde e ambulatório; ii) núcleos/centros de atenção psicossocial (NAPS/CAPS); iii) hospital dia; iv) hospital especializado em psiquiatria.

Após 12 (doze) anos de tramitação no Congresso Nacional, em 2001, sanciona-se a Lei Paulo Delgado, redirecionando a assistência em saúde mental por meio de serviços de base comunitária. Ainda que o caráter humanista da lei tenha dado novo impulso para o processo da reforma psiquiátrica no Brasil, ela gerou divisão de opiniões por não instituir mecanismos claros para a progressiva extinção dos manicômios. Assim, o processo de reforma psiquiátrica acabou por provocar desospitalização em massa sem a implantação de uma rede extra-hospitalar capaz de atender à demanda – objeto de discussão do próximo ensaio.

NINGUÉM ESCAPARÁ, PERSONA NON GRATA!
... o estrangulamento financeiro e o fechamento de alguns hospitais psiquiátricos

> *Nossas autoridades, nivelando por baixo, tornaram suspeitas todas as entidades conveniadas. Perante desrespeito às tradições e ideal cristão dos que a tanto tempo e duras penas suportam até então, voluntariamente, aquela responsabilidade.*
> Jornal "A Nova Era", Ed. 1978, 1991

As diretrizes que eclodiram após a reforma psiquiátrica, como visto nos dois últimos ensaios, visavam ao reordenamento do campo da assistência psiquiátrica brasileira. Este percurso preconizou os modelos substitutivos de atenção ao sofrimento psíquico, aproximando-se dos serviços de menor complexidade, especialmente os de natureza extra-hospitalar, e distanciando-se da assistência oferecida pelas "instituições fechadas".

A primeira grande tentativa de reformulação da assistência psiquiátrica, no contexto pós-SUS, foi apresentada através da Portaria n° 224/92. Mesmo se apresentando como um esforço inicial para regulamentar e reformar a política de saúde mental, o documento provocou algumas reações por parte dos hospitais psiquiátricos, em razão das exigências duramente impostas às instituições sem qualquer tipo de discussão sobre a devida contrapartida por parte do Estado.

Inicialmente, parece não haver dúvidas de que as novas exigências se propõem a qualificar a assistência psiquiátrica em todo o território nacional, por meio da inserção de uma equipe multiprofissional capaz de acompanhar as principais dimensões do sofrimento desses sujeitos, que como a história revelou, até o momento, resistiam e sucumbiam a toda sorte de acontecimentos nos mais variados hospitais psiquiátricos brasileiros. O problema é que o documento, elaborado sem consulta prévia aos hospitais psiquiátricos, determinava uma série de exigências que pesaram significativamente sobre o investimento em recursos humanos, não mencionando qualquer espécie de contrapartida para custear a nova realidade imposta aos hospitais.

Tais exigências representaram um verdadeiro "beco sem saída" para muitos hospitais filantrópicos que à época, bem ou mal, representavam quase tudo o que se tinha em termos de assistência psiquiátrica no Brasil. O seu eventual descumprimento poderia ocasionar o descredenciamento da Instituição do SUS e, consequentemente, a suspensão dos parcos recursos que o governo federal destinava. Os hospitais psiquiátricos naturalmente se mobilizaram na tentativa de frear a estratégia patrocinada pelo então Ministro da Saúde, José Serra. Mas, a essa altura dos acontecimentos, já haviam sido elevados à condição do grande "vilão" da história, alvo da robusta narrativa circulante entre a sociedade.

As sucessivas denúncias de maus-tratos por parte de alguns, no caldo da forte campanha promovida pelo MTSM, dos apontamentos por vezes injustos acerca da "indústria da loucura", além das acusações de que os hospitais invariavelmente cronificam, torturam e matam seus pacientes, levaram a política de saúde mental, no contexto pós-SUS, a coordenar um ataque financeiro jamais visto na história brasileira. "Dessa forma, a imagem dos hospitais de psiquiatria e dos próprios psiquiatras foi paulatinamente sofrendo um enorme desgaste que desvalorizou suas atividades perante os diversos órgãos públicos e até organizações privadas" (SINDHERJ, 2003, p. 17).

Para os hospitais estava evidente a intenção do governo federal em fechá-los pela via de um estrangulamento financeiro. E esse ponto de inflexão acaba por exigir um distanciamento dos principais argumentos, até então construídos, a favor da reforma psiquiátrica e da luta antimanicomial. Ora, o hospital psiquiátrico que há praticamente dois séculos representava a principal – e quase sempre a única – estratégia de assistência psiquiátrica, sobrevivendo sem o amparo de uma política e/ou financiamento efetivo para o campo da saúde mental, de uma década para a outra, transforma-se no "bode expiatório" de todos os problemas existentes na planície da saúde mental brasileira, objeto central da potente narrativa construída pela luta antimanicomial.

É interessante observar como o Estado brasileiro, com todo o seu histórico de descaso em termos de implementação de políticas públicas de saúde mental, conseguiu escapar ileso por meio da incorporação dessa narrativa. Mais ainda, passou a exercer forte pressão para estrangular financeiramente todos os hospitais de psiquiatria, praticamente compelindo-os a um fechamento forçado. Afinal, os contratos com o SUS passaram a asfixiá-los com uma política de preços que culminou com a redução de leitos e até mesmo do fechamento de alguns hospitais.

A Fundação Getúlio Vargas realizou um levantamento de custos das internações psiquiátricas no ano de 1999, concluindo que o custo da diária hospitalar era de R$ 41,98 para atender às exigências da Portaria n° 224/92, enquanto que o Ministério da Saúde repassava o valor de R$: 23,08 para as internações. Ou seja, a tabela de procedimento do Ministério da Saúde há alguns anos era considerada insuficiente para a cobertura dos gastos das instituições.

Essa brutal política de preços praticada pelo Ministério da Saúde, como mencionado, inviabilizou a continuidade de boa parte dos hospitais psiquiátricos, sobretudo os de grande porte, mergulhando-os em severa inadimplência perante as exigências específicas para a manutenção das atividades. Essa face oculta da reforma psiquiátrica brasileira, patrocinada pelo Ministério da Saúde, resultou no arrojar de alguns milhares de doentes mentais nas ruas das cidades brasileiras, sem qualquer tipo de assistência psiquiátrica ou serviço alternativo para o atendimento de suas demandas.

Mais adiante, em 2001, a promulgação da Lei Paulo Delgado não deixou sombra de dúvidas acerca da diretriz governamental de redução dos leitos psiquiátricos. No entanto, como já destacado, a respectiva lei dividiu opiniões pelo fato de privilegiar a formação de uma rede extra-hospitalar, sem antes definir, claramente, os parâmetros e as responsabilidades dos atores governamentais para a composição dessa rede. Algumas associações de psiquiatria argumentam que, de certa forma, a questão ideológica a favor da reforma psiquiátrica e da luta antimanicomial se sobrepuseram à discussão técnica e pragmática de como a reforma deveria ocorrer. Afinal, de que adianta desativar os leitos e fechar os hospitais quando não se tem definições básicas sobre a implementação de novos serviços?

Deste ou daquele modo, as mudanças em andamento progressivamente forçaram o encerramento de diversos hospitais psiquiátricos, públicos e privados, havendo ou não serviços extra-hospitalares para captar as demandas locais dos pacientes. Os governos locais, pouco a pouco, passaram a instituir serviços de saúde mental de menor complexidade, como o CAPS, o hospital-dia, o serviço residencial terapêutico e o programa de volta para casa.

A reforma psiquiátrica, gradativamente, avançou no que concerne à redução de leitos psiquiátricos no Brasil. A literatura aponta que esse processo ainda enfrenta alguns desafios que impedem sua efetivação, especialmente a falta de investimentos compatíveis com as prioridades estabelecidas para a área da saúde mental. Logo, compreende-se que o movimento da reforma psiquiátrica brasileira caminhou e ainda caminha a passos lentos, enfrentando alguns obstáculos.

Nesse ínterim, a Fundação Espírita Allan Kardec, que desde sempre se posicionou na vanguarda da assistência psiquiátrica brasileira, com valorosa trajetória de serviços prestados no campo da saúde mental, incluía-se agora na categoria de *persona non grata* da nação, e, desta feita, quase não resistiu à ofensiva direcionada ao modelo hospitalocêntrico. No entanto, dentro de suas possibilidades, com as doses certas de discernimento e tenacidade, as sucessivas diretorias conseguiram perseverar mês a mês, ano a ano; afinal, sucumbir jamais esteve dentre as opções disponíveis aos dirigentes dessa Casa, cujas origens, vale memorar, remontam a esperança e a fé de bem acolher aqueles que sempre foram tidos como semelhantes.

REAFIRMAÇÃO DE BASES
... alguns impactos da reforma psiquiátrica na Fundação Espírita "Allan Kardec"

> *Não é tarefa fácil, nem posição cômoda, afrontar os anos e dias, cada vez mais difíceis, conservando uma filosofia que sobreleva a caridade cristã e o espírito de plena libertação da pessoa humana.*
> Autor desconhecido, publicado no Jornal A Nova Era, em dezembro de 1995

A Fundação Espírita Allan Kardec, que em 1981 já havia alcançado a classificação de hospital de primeira classe, promovia radicais transformações hospitalares, como a construção de uma quadra de esportes, uma área de lazer, um pavilhão exclusivo para a terapia ocupacional, ampliações da cozinha e outros melhoramentos para servir os 480 (quatrocentos e oitenta) pacientes hospitalizados a essa época.

As sombras que vez ou outra acobertavam os demais hospitais psiquiátricos brasileiros jamais pousaram sobre os pacientes dessa Casa, mesmo nos momentos de mais turbulência e tropeços. Enquanto os diversos movimentos sociais aplicavam seus esforços em busca de novo modelo para a saúde mental, a Fundação Espírita "Allan Kardec" comemorava seus 65 anos de existência em 1987. Nessa oportunidade, mais uma vez, o hospital mostrava seu trabalho humanitário por meio da participação dos pacientes numa peça teatral que muito emocionou os que presenciaram a encenação de uma comédia, "dando oportunidade aos presentes de sentirem a solidariedade, o imenso amor cristão dos que naquela casa militam. Enfermeiros e doentes se misturaram no desempenho teatral, chegando quase a não distinguir quem era um e quem era o outro" (Jornal "A Nova Era", 1988, Ed. 1737, p. 2).

A assistência prestada aos pacientes sempre foi muito bem avaliada, não apenas pela sociedade francana, mas pelos próprios atores governamentais. Em 1987, por exemplo, o hospital ganhou o reconhecimento de o 6º melhor hospital do Estado de São Paulo, dentre 56 outras instituições semelhantes. Em alguns quesitos, como alimentação e higiene, alcançou a primeira colocação. "Vale dizer que a Coordenadoria de Saúde Mental, por duas vezes, ou seja, por dois coordenadores, fomos indicados como Hospital Modelo" (Jornal "A Nova Era", Ed. 1824, p. 01).

Verifica-se, portanto, que a posição do Hospital "Allan Kardec" definitivamente distinguia-se da realidade dos demais hospitais similares. As inúmeras denúncias de que os hospitais psiquiátricos fomentavam uma "indústria da loucura", com reportagens veiculando que alguns sedavam seus pacientes a fim de mantê-los institucionalizados por um período mais amplo, levaram os dirigentes dessa Casa a se pronunciarem acerca dessa questão considerada descabida.

> *Nunca passou pela nossa cabeça, e também pela dos médicos e de mais alguém, a intenção de segurar o paciente. Temos, entre os 450 internados, 30% que realmente moram aqui, que são remanescentes do 'Franco da Rocha', do 'Santa Tereza', etc. São pessoas pelas quais sentimos muito apreço – são 'filhos da Casa' [...] Bem por isto, vale dizer que o paciente aqui não é tratado como enfermo, mas sim como um irmão nosso* (Jornal "A Nova Era", 1991, Ed. 1824, p. 01).

Mas, a tônica do discurso contra a institucionalização e a consequente cronificação resultante desse processo, definitivamente, marcou esse período e levou seus efeitos a todos os hospitais psiquiátricos, indistintamente. Mesmo os hospitais espíritas, que em sua maior parte surgiram sob a orientação dos precursores Allan Kardec e Dr. Bezerra de Menezes, com o objetivo genuíno de oferecer uma assistência psiquiátrica diferenciada, mais humanitária e acolhedora, precisariam agora compreender todo esse movimento nacional e internacional que os classificava de antagonista da liberdade, impróprio e contraproducente para o que se desejava em termos de nova forma de se prestar a assistência psiquiátrica. Mais do que compreender o processo de reforma, dever-se-iam adaptar a essa nova realidade – e todo o seu conjunto de atores e ações – que marchava tencionando seu fechamento.

É interessante observar que o movimento espírita não esteve alheio aos anseios do cuidado em liberdade tão propagados pelo movimento da reforma psiquiátrica. Afinal, "[...] a sociedade deve suportar o efeito dos danos que causa em personalidades frágeis, mantendo seus pacientes no contexto dela mesmo" (Jornal "A Nova Era", 1991, Ed. 1828, p. 07), isto é, no próprio ambiente familiar, quando possível; ou em permanente contato com a sociedade, nos casos de inevitável abandono familiar e necessidade da institucionalização.

Para além do aperto financeiro e das diversas regulamentações que visavam estrangular os hospitais, outra grande preocupação, nesse momento, fazia-se no campo da ampla objeção que os hospitais psiquiátricos tiveram de enfrentar. Mesmo no caso do Hospital Espírita "Allan Kardec", cujo sentido de humanitarismo, desde sempre, fora o eixo norteador da Instituição, os efeitos da luta antimanicomial fizeram-se bastante visíveis, impugnando algumas expectativas para com o futuro da Instituição. O incômodo dos dirigentes, por vezes, assentou-se na esteira que classificava negativamente todos os hospitais psiquiátricos, independentemente da qualidade do trabalho que realizavam.

Ora,

> *Além do carinho e atenção permanentes que porfiamos por oferecer de coração, são oferecidos aos pacientes do Hospital um efetivo sentido e vivência da liberdade em altíssimo grau, não olvidando jamais o aspecto da auto-estima e auto-valorização, de contato com a natureza e com os espaços amplos e abertos. Paralelamente, canalizando a liberdade para fins de arte e utilidade, também a laboterapia, por nós estabelecida com muita diversificação e intensidade, completa esse quadro de auto-revalorização do paciente* (Jornal "A Nova Era", 1995, Suplemento, p. 134).

Não obstante,

> *O contato mais estreito, o convívio efetivo funcionário-paciente, neste clima de cordialidade e participação plenas em ampla gama de tarefas hospitalares, reforça a confiança e a responsabilidade de ambos os lados. E completa o quadro da sociabilidade a contínua parte recreativa conjunta: lúdica, esportiva, artística, mu-*

sical. Tudo isto, por nós mantido como principal filosofia de tratamento e cura, reforça a eficiência e valor ao ser comparado com o tratamento psiquiátrico de outros países, às vezes com procedimentos exatamente contrários, onde o artificialismo, a solidão, a angústia, o abandono moral e social têm agravado os processos de desajuste mental, acelerando as taxas de cronicidade e suicídio (Jornal "A Nova Era", 1995, Suplemento, p. 134).

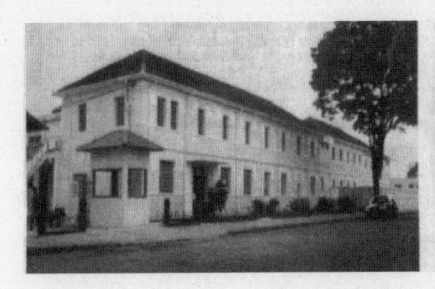

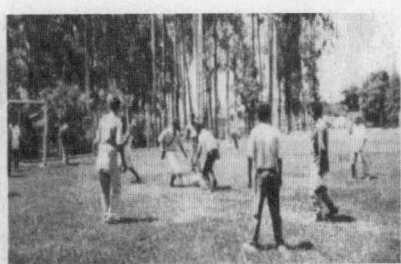

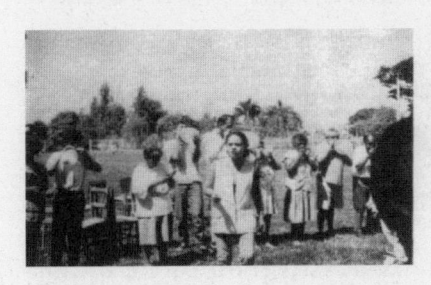

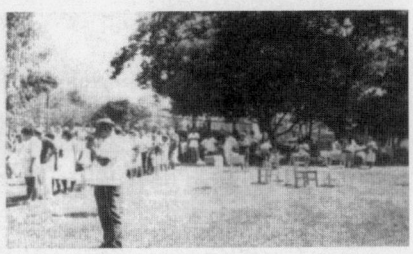

Ressaltar o inestimável trabalho executado ao longo das décadas, com amor e afinco, pouco adiantaria nesse momento. Ao menos para a sociedade e autoridades, que transitavam em um contexto de globalização e transformação planetária, cobrando empenho em diversos níveis do conhecimento e da existência humana. Como discutido, a partir de então, os hospitais psiquiátricos tornaram-se a "bola da vez", os algozes da liberdade. Algumas edições do Jornal "A Nova Era" indicam que a Fundação Espírita "Allan Kardec", mesmo no auge de todo o movimento reformista, não se esquivou ao reconhecimento da catástrofe que alguns hospitais da mesma natureza haviam se tornado. De certo modo, teriam de pagar pelas inconsequências dos demais.

Indignados com as práticas de outras instituições congêneres, indagavam: "O que se torna então um ser humano quando já não possui a si mesmo? Consegue-se bloquear parcialmente a manifestação dos sintomas indesejáveis e não tolerados, mas com um custo muito alto: a própria vida..." (Jornal "A Nova Era", 1999, Ed. 1924, p. 02). Contudo, infelizmente, a altivez da assistência psiquiátrica prestada no Hospital "Allan Kardec", ante seus pacientes, não iria lhe garantir uma posição distinta ou mais confortável. O movimento da reforma psiquiátrica não comportava exceções. "Natural, pois, que também os hospitais, espíritas ou não, estejam já sentindo os reflexos e decorrentes conflitos dessa realidade" (Jornal "A Nova Era", 1999, Ed. 1924, p. 02).

> *Os hospitais espíritas são um vivo exemplo do reboliço ideológico marcando os nossos tempos. Se ontem eles seguiam serenos as suas rotas, embora com seus erros e acertos, hoje a globalização do progresso e a cobrança social não estão mais permitindo indefinições, dubiedade, comodismo. E assim os nossos hospitais não se furtam a uma febre de renovação, de reestruturação ou de reafirmação mais incisiva de suas bases* (Jornal "A Nova Era", 1999, Ed. 1924, p. 02).

Esta última frase distingue a exata estratégia adotada por muitos hospitais espíritas, inclusive por essa Casa, nesse momento de grandes definições para alguns atores e indefinições para outros. Diante do progressivo "abandono" por parte do setor governamental, sobretudo em nível estadual e federal, os hospitais também precisavam se renovar, reestruturar e reafirmar. Inicialmente, essa guinada ocorreu por meio da criação de alguns departamentos e serviços de menor complexidade. Na sequência, o processo se fez por meio de minucioso plano de ação, agora de maior alcance e impacto.

A Fundação Espírita "Allan Kardec" via-se, novamente, imersa em um ambiente de grandes conturbações e tropeços, com uma série de novas exigências do momento. O mundo estava conturbado, quando não, agredido por forças negativas e desencontros sociais. É correto afirmar que a política de saúde mental no Brasil, embalada pela ascendente reforma psiquiátrica, passara a exigir revisão contínua dos ditames da consciência de todos, indivíduos e instituições. De igual natureza, é verídico que a mesma reforma tencionou os hospitais a um rebaixamento compulsório, em vários aspectos, sem demonstrar grandes preocupações com os possíveis efeitos negativos na vida dos pacientes. Esse exame de consciência acabou por passar à vista grossa do setor governamental e de muitos atores que militaram na reforma brasileira.

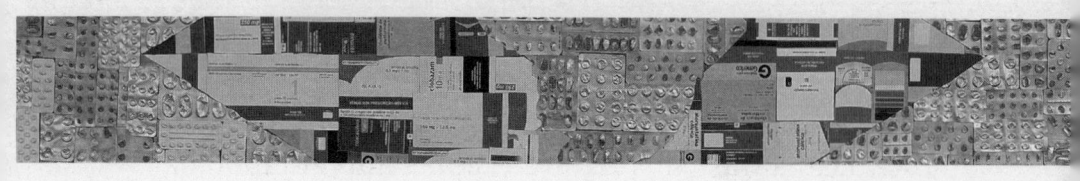

CAPÍTULO V

O MANANCIAL DE BOAS PRÁTICAS NO MUNICÍPIO DE FRANCA-SP

PARA QUE SE GARANTISSE A SOBREVIVÊNCIA
... a difícil transição entre os séculos XX e XXI e o quase encerramento das atividades

> *A sociedade moderna encontra-se em constante movimento. Produtos e modas aparecem e desaparecem, necessidades são incorporadas ao modo de vida, as estruturas sociais modificam-se, e em meio a essas e outras transformações, os sujeitos e mesmo os saberes são chamados a uma definição de sua identidade.*
>
> Aluísio Ferreira de Lima, 2018

Com os ventos soprando mais forte em absoluto desfavor do modelo hospitalar, providências deveriam ser tomadas o quanto antes de modo que a Fundação

Espírita "Allan Kardec" não fechasse suas portas. Essa possibilidade chegou a ser ventilada em determinados momentos. Algumas diretorias da Instituição, suficientemente abatidas pelo contexto adverso, chegaram a planejar o encerramento das atividades da Casa, pois a realidade pulverizava qualquer tipo de expectativa ou esperança para manutenção dos atendimentos.

O estreitamento financeiro por parte do setor governamental não poderia ter efeitos mais agressivos. As dificuldades dessa Casa se assemelhavam às dificuldades dos demais hospitais de mesma natureza, imersos em muitas demandas e recursos insuficientes. A solução, naturalmente, não viria do setor governamental, que por falta de uma rede substitutiva de serviços de saúde mental estruturada, demonstrava pouca preocupação com o fechamento dos hospitais psiquiátricos. As estratégias deveriam ser traçadas e executadas por conta própria, como de costume. A inauguração do Departamento de Assistência Espiritual ultimou a Instituição a se reaproximar do campo espiritual, nutrindo certa esperança de que a solução viria em algum momento.

Outras ações foram empreendidas ao final do século XX, em um contexto de grande voga da reforma psiquiátrica e da busca por novas estratégias de assistência psiquiátrica. A despeito das dificuldades para manutenção das atividades hospitalares, em meados de 1999, a Instituição inaugurou o Serviço Integrado de Atenção Psico-Sócio-Educacional (SINAPSE), considerado o primeiro movimento realizado pela Fundação Espírita "Allan

Kardec" no sentido de se adaptar às novas exigências trazidas pela luta antimanicomial.

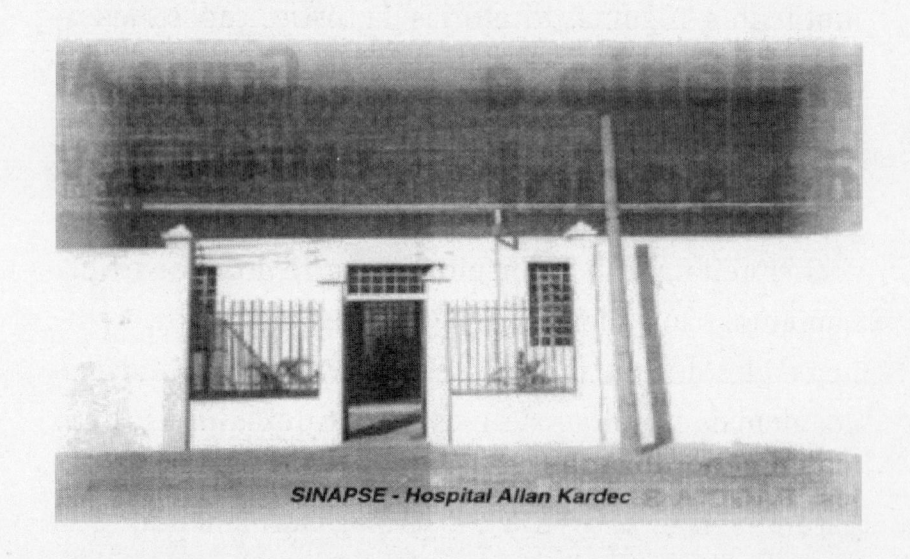

SINAPSE - Hospital Allan Kardec

É válido considerar que os dirigentes bem como os profissionais reconheciam alguns argumentos difundidos no contexto da reforma:

> *Durante muito tempo o confinamento foi visto como a melhor forma de tratar os portadores de doenças mentais graves e baseara-se no fato de que a sociedade estaria protegida das insanidades do doente, enquanto este, por sua vez, encontraria guarida na instituição. Porém, verificou-se que pacientes que poderiam ter levado uma vida quase normal, com pequenas limitações, foram cronificados com a privação do convívio social* (Jornal "A Nova Era", 1999, Ed. 1931, p. 2).

Cientes do processo de cronificação, produzido pelo hospital em alguns casos, a inauguração do SINAPSE representava o elo a integrar a Casa e a sociedade, concentrando em si alguns recursos de tratamento extra-hospitalar, como ambulatórios, oficinas terapêuticas e hospital-dia. Em poucos meses de existência e funcionamento, o serviço já apresentava seus primeiros bons frutos, promovendo um convívio salutar entre os pacientes e a sociedade através de diferentes linhas de atuação que preconizavam a socialização, o desenvolvimento artístico, o aprendizado profissional, o apoio psicológico, além de outras ações. O SINAPSE foi implementado por meio de uma parceria com a Prefeitura Municipal de Franca, prevendo o atendimento a trinta (30) pacientes. Contudo, rapidamente, o serviço passou a atender cerca de quarenta (40) pacientes, sendo esse excedente uma contrapartida da própria Instituição.

Arte também tem vez no SINAPSE

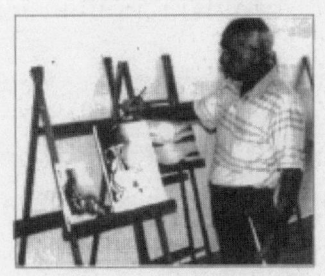

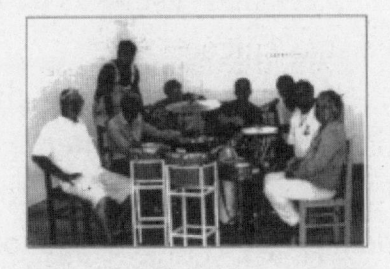

As fotos acima espelham uma realidade acontecendo no SINAPSE, Departamento do Hospital Allan Kardec que tem merecido os maiores elogios da comunidade francana. Trata-se do empenho em desenvolver as aptidões artísticas dos pacientes, seja pelo lado da música, das artes plásticas ou outras modalidades.

Com a demanda gradualmente se avolumando nos diferentes níveis de atendimento, em um contexto de minguado apoio governamental, caberia ao corpo dirigente tomar as decisões necessárias e encontrar as soluções viáveis. Do ponto de vista financeiro, esse período representou um dos mais árduos da Instituição. Para além de manter os atendimentos aos pacientes e honrar os compromissos financeiros, a Entidade precisava executar obras e reformas julgadas prioritárias, como a implementação de alas especializadas para os psicóticos e dependentes químicos.

No entanto, os desafios ladeavam por toda a parte. O Jornal "A Nova Era", que durante décadas servira para arrecadar recursos visando à manutenção dos atendimentos, havia se tornado deficitário. Com o avanço das tecnologias digitais e a consequente crise da comunicação impressa, o Jornal tornara-se mais um motivo de preocupação, pois em lugar de colaborar com a geração de receitas, apresentava-se tal qual um veículo incapaz de se manter por conta própria, requisitando os fundos cada vez mais escassos da Instituição para a publicação de suas edições.

Não obstante, as instalações físicas que abrigavam os diversos departamentos estavam sucateadas, como jamais se vira antes, tanto pelo tempo de uso, quanto pelo próprio reflexo do subfinanciamento da política de saúde mental. Os espaços de convivência, as instalações elétricas, a cozinha, a lavanderia, os quartos e toda a estrutura, de modo geral, demandavam reformas de toda ordem.

Ano a ano, as sucessivas diretorias proviam a Instituição em uma espécie de "sobrevida", mantendo seu funcionamento nos "aparelhos", como se diz no linguajar médico. O único recurso encontrado, até certa altura dos acontecimentos, foi o desfazer de parte do patrimônio material que a Casa dispunha. Alguns terrenos anexos ao hospital foram sucessivamente loteados e vendidos para a geração de receita extraordinária. No entanto, o esgotamento de tal artifício mostrou-se insuficiente para socorrer as múltiplas demandas que se apresentavam.

Dentre os corajosos voluntários que se dispuseram a assumir a direção da Casa, após o desligamento de Dijalvo Braga, destaca-se: Eurípedes Marini, Eliseu Florentino da Mota Júnior, Cleomar Borges de Oliveira, Wanderley Cintra Ferreira e, atualmente, Mário Arias Martinez. Cada representante, ao lado dos demais dirigentes que compuseram as sucessivas diretorias, ao seu modo, tiveram de enfrentar situações bastante complexas e constrangedoras. Em determinados momentos, para honrar com os principais compromissos, a Instituição precisou recorrer a empréstimos junto aos bancos. O fechamento da Casa apresentava-se tal qual uma realidade inevitável, gradativamente mais próxima e temida ao mesmo tempo.

Pequenos auxílios chegavam de algumas partes. A Prefeitura Municipal e a Câmara Municipal de Franca, vale registrar, fizeram-se presentes em alguns momentos, por meio de repasses e emendas destinados a fins específicos, como algumas reformas que precisavam ser realizadas. Outras solidariedades vieram por meio do "Bazar das Voluntárias", de algumas Lojas Maçônicas, do Rotary Club e da sociedade de modo geral. Tais auxílios, ainda que de pequena monta perante o déficit da Instituição, representaram valor simbólico de forma que os dirigentes não perdessem a esperança e a fé na missão institucional.

Uma estratégia de grande socorro financeiro foi a inauguração da Clínica Terapêutica "Nova Era", que consistia em uma clínica de atendimento especializado para tratamento particularizado, com atendimento ambulatorial em Psiquiatria e Psicologia, além de núcleo de atenção psicossocial. A Fundação Espírita "Allan Kardec", por um lado, detinha inquestionável *expertise* no campo da assistência psiquiátrica; e por outro, precisava encontrar receitas para os déficits que se apresentavam em grandes volumes, frutos do subfinanciamento vivenciado ao longo das décadas. Logo, a Clínica "Nova Era" foi inaugurada para atender àqueles com condições de custear uma assistência particular, possibilitando que parte do superávit fosse convertida ao custeio dos atendimentos do SUS.

Tais iniciativas – a Clínica Terapêutica "Nova Era" e o SINAPSE – representaram importantes etapas para que a Instituição conseguisse manter suas atividades e, de certo modo, se adequasse ao contexto mais amplo que reclamava novas estratégias ao campo da assistência psiquiátrica. As sucessivas diretorias em nenhum momento se esquivaram das novas determinações impostas aos hospitais psiquiátricos, e, ainda considerando uma boa parte descabida, as atendeu prontamente. Todavia, o descaso do setor governamental seguia a passos largos, corroendo as finanças da Casa a ponto de inviabilizar qualquer tipo de reforma ou iniciativa de mais amplitude.

Na busca por receitas extraordinárias que pudessem cobrir os déficits operacionais, grandes esforços foram empreendidos na primeira década do século XXI. Os dirigentes, voluntários e apoiadores prosseguiam na busca por soluções, lançando-se em diversas campanhas solidárias, confeccionando vídeos institucionais para sensibilizar a população e tentar aumentar a captação de recursos, realizando leilões de gado em benefício do hospital, intensificando os contatos com políticos das diferentes esferas – municipal, estadual e federal – além de outras iniciativas.

A Casa passou por uma grande reestruturação e medidas de contenção de gastos, necessárias à reorganização de suas finanças e à quitação dos principais compromissos financeiros. Os primeiros efeitos foram avistados ao final de 2007, quando a Instituição conseguiu colocar a folha de pagamentos "em dia" e até mesmo manter uma reserva destinada ao pagamento do décimo terceiro salário de seus colaboradores. No entanto, o contexto maior seguia desafiando a sobrevivência da Casa. Ainda que as verbas do SUS tenham sido reajustadas em 16% no exercício de 2007, a retomada do sentimento de esperança permanecia distante, pois o Poder Público Municipal estava em situação de atraso para com a Instituição.

Mas, como mencionado ao longo deste ensaio, os desafios eram múltiplos, apresentando-se em todos os aspectos. Após o ano de 2007, o financiamento público representava o maior de todos, pois há muito tempo não saldava os custos da Entidade, sendo insuficiente para cobrir a folha de pagamentos dos colaboradores. A Tabela SUS, nos idos de 2010, repassava ao hospital o valor da diária de R$: 42,37, ao passo que o custo efetivo para o tratamento de um dependente químico, por exemplo, fazia-se na faixa dos R$: 300,00 por dia. E as internações dessa demanda específica aumentavam exponencialmente por meio de sucessivas ordens judiciais. Sem recursos para cobrir a própria folha de salários, o hospital perdeu profissionais especializados, dada sua incapacidade de remunerá-los adequadamente.

A Fundação Espírita "Allan Kardec" havia chegado ao "fim da linha", em meados de 2015 e 2016. Esse talvez tenha sido um dos momentos mais dramáticos da história da Instituição, que, às vésperas de completar seu centenário, carregava uma dívida praticamente impagável. Não havia como prosseguir. Não havia recursos a serem empregados. As atas da Diretoria revelam que a pauta principal de todas as reuniões eram os atrasos nos pagamentos do Poder Público Municipal, o não pagamento de algumas despesas básicas (como folha de pagamento e despesas com fornecedores), a necessidade de se buscar apoio junto ao empresariado, a possibilidade de se buscar adiantamentos financeiros junto aos bancos, além de agradecimentos quando a Casa era contemplada com doações pontuais de parceiros sensíveis às dificuldades enfrentadas.

Nesse cenário, o hospital já havia operado grande remanejamento de suas ações, sobretudo pela redução de leitos, que passou de 400 a 200 atendimentos no hospital. Apesar de a reforma psiquiátrica preconizar outras estratégias de atenção, como a implementação de CAPS e Residências Terapêuticas, nada havia sido pensado e executado nesse sentido. Não havia estímulo para tal iniciativa. A luta pela sobrevivência era tamanha e tão acirrada, que sequer abria espaço para se pensar em outras possibilidades de atuação da Entidade.

Os desafios se atravancaram de tal maneira a ponto de a Diretoria traçar um plano para o encerramento das atividades, que não foi executado em razão de uma intervenção do Ministério Público Federal (MPF), no exercício de 2015, a partir de uma expectativa de fechamento do hospital, que somava uma dívida superior a R$. 2.000.000,00 (dois milhões) de reais. Em resumo, a respectiva intervenção do MPF, por meio de uma ação civil pública, requisitava a participação dos três entes federados no custeio dos atendimentos do hospital.

Devido ao sucesso da intervenção, o valor das diárias foi reajustado de R$: 42,00 para R$: 102,60, de forma que cada ente – município, estado e união – deveria assumir um terço do valor determinado. Esta decisão judicial, juntamente com a alternativa encontrada pela Clínica "Nova Era", deram um fôlego extra para a continuidade do hospital, um impulso importante de forma que a Fundação deixasse a zona de risco de fechamento e pudesse, enfim, planejar novos rumos a partir dali.

A decisão favorável da ação civil pública foi bastante comemorada por alguns dirigentes, vista como nova "certidão de nascimento", capaz de sustentar a sobrevivência da Casa por mais alguns anos. No entanto, para outros, seria apenas a prorrogação do terrível carimbo do "atestado de óbito" da Instituição, pois a correção dos valores desobstruiria os principais empecilhos financeiros vivenciados há quase duas décadas. Contudo, os dirigentes sabiam que esse alívio seria uma solução temporária. Afinal, a partir do reajustamento, mais uma vez, congelavam-se os valores pagos pelas internações. Logo, não havia tempo a perder. A Fundação Espírita "Allan Kardec" deveria se "reinventar", o quanto antes, com risco eminente de fechamento novamente.

A partir de 2015, sobretudo após o reajuste dos valores das internações hospitalares, o Poder Público Municipal passou a ser tensionado para que, de fato, estruturasse sua até então inexistente Rede de Atenção Psicossocial (RAPS). Na esteira da ação civil pública, o Ministério Público, sob a liderança do então Promotor de Saúde, Dr. Eduardo Tostes, coordenou um amplo esforço de modo que a rede saísse do papel. E isso ocorreu perante a criação de um grupo condutor desdobrado em alguns "subgrupos", responsáveis pelas transformações que posteriormente viriam.

O momento era de questionamentos: onde estamos? O que a legislação preconiza no âmbito da saúde mental? Quais são as realidades vivenciadas por outras entidades congêneres? Para se obterem tais respostas, os dirigentes deliberaram viajar e visitar outras instituições, com o objetivo de se realizar um amplo estudo acerca de outras práticas. A defesa da unidade hospitalar não se mostrava mais necessária, e tampouco o caminho mais adequado. Era preciso olhar outras realidades e práticas modernas. Não havia razão de se defender uma bandeira que o mundo havia abandonado. Esta foi a mentalidade com que os atuais dirigentes – sob a liderança do Presidente Mário Arias Martinez e Vice-Presidente Fernando Palermo – assumiram a gestão da Entidade.

O exercício de 2017, portanto, pode ser considerado o "ano da virada", de uma verdadeira revolução, no que se refere ao planejamento e execução de um plano de ação efetivamente reformista. A montagem da Rede de Atenção Psicossocial (RAPS) do município de Franca-SP representou um processo de grandes proporções e de fundamental importância no processo de desinstitucionalização dos pacientes. A Fundação Espírita "Allan Kardec", de certo modo, capitaneou esse processo, juntamente com representante de outras entidades, do Poder Público Municipal, do Ministério Público e de alguns profissionais da área. O intuito de todos, naquele momento, era tornar o município uma referência no atendimento às pessoas com sofrimento mental.

A guinada na assistência psiquiátrica veio rapidamente por meio de diferentes estratégias, como o fortalecimento do Hospital Dia (antigo SINAPSE), a implementação do Desenvolvimento Humano (Oficinas

"Inspiração"), além de algumas iniciativas em parceria com a Prefeitura Municipal de Franca, a destacar: a inauguração de dois Centros de Atenção Psicossocial (CAPS III e CAPS AD III) e o processo de abertura de 10 (dez) unidades do Serviço Residencial Terapêutico (SRT), sendo algumas em parceria com a Fundação Espírita Judas Iscariotes, desde 2019.

Esta Casa, com sua robusta capacidade, estrutura e *know how* de um século de atuação específica no campo da saúde mental brasileira, decisivamente mostrou-se capaz de enfrentar e suportar os inúmeros desafios apresentados ao longo do tempo. O centenário da Casa chega em um momento ímpar para o campo da saúde mental do município, marcado pelo diálogo entre os agentes filantrópicos, públicos e privados, empenhados em garantir as condições necessárias a fim de que a mudança avance firme, em diferentes níveis.

O cotidiano acabou exigindo decisões mais firmes nesse ano, o esperável 2022, com toda sua singularidade e confluência de acontecimentos. A consolidação do desenvolvimento humano, a inauguração dos CAPS, a abertura de residências terapêuticas e o anúncio do fechamento do hospital (este último ponto será comentado nas últimas considerações), ao mesmo tempo, caracterizam a alternância de um ciclo distinto, sendo este dos períodos mais significativos em termos de transformação dos paradigmas vigentes.

Deste ou daquele modo, desde as origens, a missão institucional tem sido assistir e cuidar do sofrimento mental. Missão esta que, atualmente, vem sendo realizada de diferentes modos, em diferentes espaços e perspectivas, como se verá nos próximos ensaios.

'INSPIRAÇÃO' QUE TRANSFORMA
... a configuração de uma reforma mais abrangente a partir do trabalho

> *É pela benção do trabalho que podemos esquecer os pensamentos que nos perturbam, olvidar os assuntos amargos, servindo ao próximo, no enriquecimento de nós mesmos. Com o trabalho, melhoramos nossa casa e engrandecemos o trecho de terra onde a Providência Divina nos situou. Ocupando a mente, o coração e os braços nas tarefas do bem, exemplificamos a verdadeira fraternidade, e adquirimos o tesouro da simpatia, com o qual angariaremos o respeito e a cooperação dos outros.*
> Chico Xavier, *A bênção do trabalho*

Max Weber, um dos fundadores da Sociologia, enunciou a frase conhecida pelo mundo todo: "o trabalho dignifica o homem" ou "o trabalho enobrece o homem", a depender da tradução. A intenção do autor – ressaltar o trabalho como uma das mais nobres e dignas ações sociais presentes na sociedade. Dignificar compreende oferecer dignidade, enobrecer. E o trabalho sempre foi um dos caminhos de mais potência para tal, desde que realizado em condições salubres, em ambiente de respeito e valorização ao próximo.

Não está dentre os objetivos deste ensaio destacar os inúmeros significados – social, psicológico, antropológico, sociológico e até mesmo filosófico – do trabalho. Há uma variada literatura especializada, de bastante profundidade, que se debruçou sobre os efeitos do trabalho no âmbito das relações, das emoções, da percepção de valor e da própria saúde mental. O trabalho pode ser fonte de adoecimento, em alguns casos, mas também representa possibilidade de desenvolvimento de múltiplas habilidades: capacidade criativa, competências pessoais, conhecimento e autoconhecimento, responsabilidade, compromisso e autocuidado.

Na seara dessa segunda perspectiva, que considera os aspectos positivos do trabalho, a Fundação Espírita "Allan Kardec", em 2018, já decidida a desenvolver novas tecnologias de assistência psiquiátrica, inicia sua proposta de Desenvolvimento Humano, materializada através das *Oficinas Inspiração*. A iniciativa tem por objetivo principal a inclusão social e produtiva pela via do trabalho e da geração de renda para indivíduos em tratamento psiquiátrico, em Franca e região.

A proposta original prevê a implantação de dez modalidades de oficinas, tornando-a bem ousada e resoluta em suas metas de atendimento. Três já se encontram em pleno funcionamento – reciclagem de eletrônicos, costura em couro e agrícola – nos períodos da manhã e tarde, atendendo a média de 60 "oficineiros." Elas funcionam nas dependências do complexo da FEAK, em um espaço que não se mescla com o hospital psiquiátrico, destinado e preparado para recebê-las, com ampliações e reformas dos galpões, além de revitalização de todo o espaço. O ambiente se assemelha ao de uma indústria de médio porte, ou talvez, um pequeno parque industrial: ampla estrutura, muito arborizado, boa capacidade para entrada e saída de veículos grandes, boa acessibilidade, vários galpões e instalações das mais diversas, tudo muito bem cuidado e direcionado.

As *Oficinas Inspiração* mudaram radicalmente o olhar e a intervenção para com as pessoas que sofrem de algum tipo de transtorno mental, neste caso específico, apenas os que ainda conseguem reunir algumas habilidades, capacidades (físicas e cognitivas) e, principalmente, disposições para o trabalho. Considerando a trajetória da assistência psiquiátrica no Brasil, depreende-se que, até pouco tempo, os pacientes psiquiátricos dispunham de poucas alternativas ou perspectivas para além do hospital. A partir deste momento, pela via do desenvolvimento humano, encontrariam um ambiente de transformação, capaz de acolher suas habilidades, sejam quais forem, sob diferentes circunstâncias e ritmos individuais, de modo a desenvolvê-las em favor da saúde mental, das relações sociais, do convívio familiar e em sociedade.

As oficinas constituem a ressignificação da vida dos sujeitos que participam e frequentam esse ambiente. Os pacientes tornam-se trabalhadores, ou oficineiros, que continuam a frequentar o complexo que abriga o hospital, mas agora de maneira ativa, para trabalhar e produzir, não apenas materiais e peças, mas sentidos de vida. Este sentido é encontrado na transformação, posto que todo o processo envolve planejamento, organização, colaboração, comunicação e esforço individual e coletivo.

Na oficina de reciclagem de eletrônico, transforma-se a matéria-prima, pelos equipamentos eletrônicos recebidos, classificados, transportados, analisados, desmontados, ordenados e posteriormente vendidos. O mesmo acontece nas demais oficinas. Na oficina de costura em couro, pacientemente, o material selecionado e preparado é transformado em lindas bolsas, carteiras, porta-níqueis e objetos diversos, adornados com capricho e encanto. Na horta, por sua vez, o semeio e a semente transmutam-se em hortaliças, frutas orgânicas e flores, adubadas com afeto e irrigadas à fraternidade, tão estimada nesse ambiente.

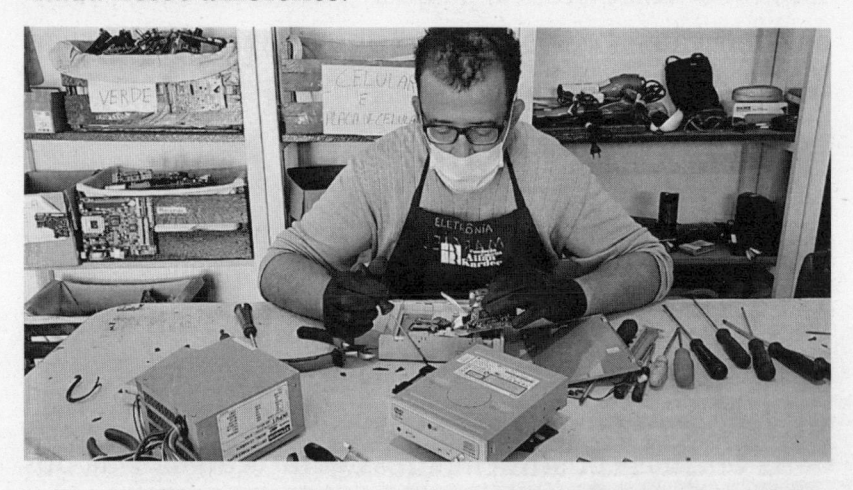

A proposta do Desenvolvimento Humano envolve outras dimensões para além das oficinas, como a estratégia de ofertar e encaminhar os oficineiros para cursos profissionalizantes, como forma de qualificá-los profissionalmente e habilitá-los para uma eventual inserção no mercado de trabalho formal. Desde o início das oficinas, duas turmas se formaram pelo SENAI, no curso de costura manual de calçados e acessórios. Muitas outras ainda serão, pois o planejamento e as ações seguem por esse caminho.

Para além do valor simbólico de tais conquistas, de difícil mensuração, as oficinas contemplam a dimensão concreta da geração de renda aos participantes. Todos são remunerados de maneira justa e digna, seja pela venda das peças da reciclagem dos eletrônicos, dos produtos confeccionados na costura ou da colheita das frutas e hortaliças. Cada oficina possui sua própria organização contábil, onde todas as aquisições e vendas são devidamente registradas na presença dos oficineiros, ensinando-os não apenas o manuseio do dinheiro, mas a própria dimensão das relações humanas, sociais e comerciais.

Cada oficina ainda possui sua própria estratégia de venda dos produtos. Na oficina de reciclagem, os aparelhos eletrônicos (celulares, computadores e eletrodomésticos) podem ser vendidos de duas formas: da maneira como são recebidos, nos casos em que os aparelhos se encontram em funcionamento; ou pela revenda das peças, quando há o desmonte. A Fundação "Allan Kardec" estabeleceu uma parceria estratégica, de compra e venda, com uma multinacional japonesa especializada na reforma desses itens. As peças que tal empresa não adquire são vendidas para os depósitos de sucata, de modo que nada se perde.

Os produtos artesanais são confeccionados com retalhos de couro que a Instituição recebe de doação. Após a transformação da matéria-prima, em distintos e charmosos produtos, a comercialização ocorre em bazares na própria Instituição ou levados a alguns pontos comerciais do município em "estantes itinerantes" de exposição dos produtos. Na oficina agrícola, a venda das hortaliças ocorre na porta do Hospital "Allan Kardec", em frente à recepção.

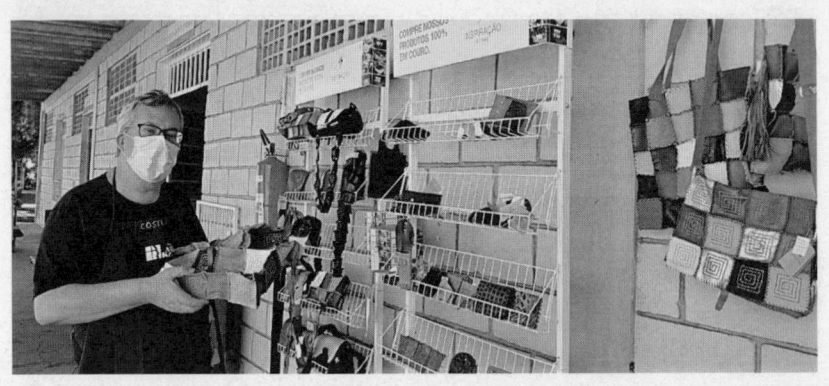

A iniciativa conta com uma Coordenação e alguns colaboradores auxiliares, responsáveis pelos diversos aspectos que envolvem o funcionamento das oficinas, como o acolhimento das situações individuais e do grupo, o planejamento das ações, o direcionamento dos participantes, o contato com os familiares, instituições e empresas, a mediação de conflitos que eventualmente possam surgir, dentre outras questões. Mensalmente, há um encontro entre a Coordenação e o/a participante, com o objetivo de realizar uma avaliação pessoal acerca do desempenho e da carga horária cumprida, chegando-se ao valor que cada participante receberá.

Diante de todo o funcionamento e dinâmica atual, verifica-se que a estratégia, inicialmente pensada como um projeto, bastante ligado à Terapia Ocupacional, representa hoje uma iniciativa de grande alcance e potencial de transformação. A Fundação Espírita "Allan Kardec" orgulha-se em compartilhar esta prática que têm transformado vidas, possibilitando que os até então pacientes psiquiátricos, por vezes considerados incapazes, ou incapacitados ao trabalho, assumam agora a condição de trabalhadores, aptos a conquistar seus próprios recursos e empregá-los da maneira que lhes convier.

Se até outrora os pacientes com algum tipo de sofrimento mental eram renegados por suas famílias, abandonados à própria sorte por serem considerados um "peso morto", felizmente hoje é comum ouvir relatos de oficineiros contribuindo com suas famílias, em seus lares, assumindo o pagamento de alguns tipos de contas, custeando pizzas, lanches, ou até mesmo presenteando seus entes queridos. Ou seja, o desenvolvimento humano proporcionado pelas *Oficinas Inspiração*, de fato, colocou o paciente psiquiátrico em outra posição, elevando-o à condição de cidadão, de um sujeito que pertence e participa.

Os benefícios são observados por diversos prismas. Ao terem um trabalho e renda, consequentemente, melhora-se a autoestima e a socialização. Em casa, ao conseguirem contribuir de alguma maneira, sentem-se mais valorizados. Ao sentirem-se úteis, fortalecem a autoconfiança e desenvolvem outras capacidades, como a de estabelecer metas, planejar e executar projetos distintos em suas próprias vidas. O resultado impacta direta e positivamente na saúde mental do sujeito, reduzindo a possibilidade de uma "recaída" ou re-internação. Afinal, ele passa a experimentar uma vida que possui outro sabor, ladeada de mais dignidade, reconhecimento e autonomia.

A Fundação Espírita "Allan Kardec", por meio das *Oficinas Inspiração*, passou a desenvolver uma estratégia de assistência psiquiátrica bastante inovadora e moderna, cuja prioridade é o desenvolvimento humano e a saúde integral do sujeito. Esta iniciativa, ao mover-se sem qualquer tipo de apoio governamental, isto é, repasses ou recursos do poder público, representa a mais atual contribuição da Instituição no campo da saúde mental brasileira e, mais especificamente em nível local, um resistente entrelaçamento da Rede de Atenção Psicossocial (RAPS) do município, capaz de acolher os participantes e reintegrá-los em suas famílias e na sociedade.

As oficinas, portanto, demarcam novos parâmetros para o campo de atenção e cuidados em saúde mental, desta feita em liberdade, com autonomia e respeito ao público que aqui encontra novas possibilidades de ser e estar.

UM NOVO MODELO[21]
CAPS: da reforma psiquiátrica ao atendimento humanizado

> *Concebe e cultiva isto:*
> *vive, mas sem deter;*
> *age, mas sem depender;*
> *cresce, mas sem matar.*
> *Isso se chama misteriosa virtude.*
> *Tao Te Ching* – Trecho do capítulo 10

---

21 Este capítulo contou com a colaboração dos seguintes autores: Daniel Augusto de Morais; José Gilberto Tristão Almeida Filho; Rodrigo Machado de Almeida.

Os Centros de Atenção Psicossocial (CAPS) podem ser comparados à semente de uma árvore exótica. Semente, pois, em sua essência, trazem a potencialidade de germinar e de produzir frutos; e de uma árvore exótica porque os CAPS se distinguem das iniciativas pregressas em saúde mental, não apenas pela carga genética revolucionária, mas pelo próprio processo em que foi germinada, cultivada, enraizada e agora nos oferece alguns frutos de validade duradoura.

Aos três dias de dezembro de 2018, a Fundação Espírita "Allan Kardec", em parceria com o Poder Público Municipal, lançou no solo francano sua primeira semente dessa natureza, o CAPS III "Florescer". Dois anos depois, aos três dias de agosto de 2020, nova semente é lançada no terreno da cidade das "três colinas". Desta feita, o CAPS AD-III "Renascer", voltado para o atendimento de pessoas dependentes de álcool e outras drogas.

Os CAPS "Florescer" e "Renascer" encontraram por aqui um fértil terreno para o desenvolvimento de novas expectativas e paradigmas no campo da saúde mental. Assim, desde cedo, o processo germinativo dessas duas iniciativas mostrou que ambas as árvores possuíam as características genéticas da Fundação que as concebeu – o legítimo respeito e interesse pela saúde e bem-estar do ser humano.

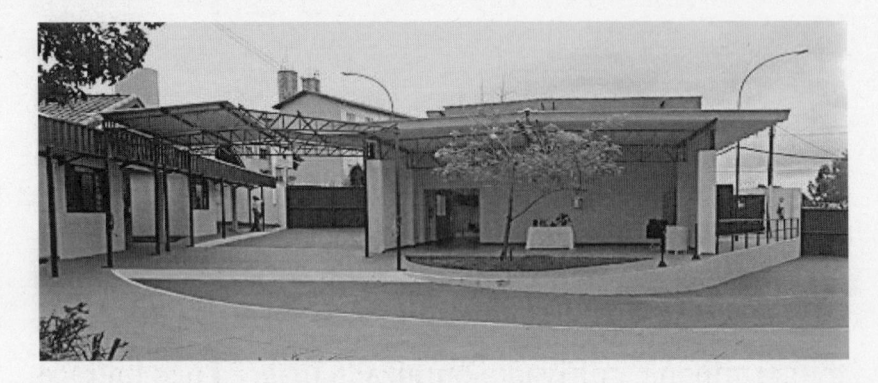

Os Centros de Atenção Psicossocial (CAPS) caracterizam-se por constituírem um espaço de oferta de serviços voltados à promoção de saúde mental. Trazem como estratégia terapêutica, centrada em uma proposta multidisciplinar, a inclusão dos usuários como sujeitos ativos de seu tratamento, enquanto usufruem de liberdade em seu meio social.

Por meio das ações multi e interdisciplinares, valendo-se de elementos fundamentais como acolhimento, vínculo, corresponsabilização e a própria resolutividade, os CAPS têm como proposta de trabalho propiciar a reabilitação psicossocial do usuário, bem como a construção de sua autonomia. O vínculo, uma vez estabelecido, torna-se um operador fundamental na prática da clínica psicossocial.

Os CAPS se propõem justamente a resgatar a autonomia e a reinserção social das pessoas com dificuldades relacionadas à sua emotividade, à sua percepção sensorial e às suas funções cognitivas, valendo-se das próprias estratégias que o psiquismo dessas pessoas consiga desenvolver, com a menor interferência possível da medicalização. Esta, de acordo com a proposta da Instituição, deve ser um dos últimos auxílios ou recursos a serem empregados, visto que o tratamento farmacológico também mantém seu lugar de importância, sobretudo no controle de quadros psiquiátricos agudos, mas igualmente no tratamento dos transtornos crônicos, como na Esquizofrenia, Transtorno Bipolar, Transtornos de Personalidade e nas Síndromes Impulsivo-Compulsivas como as observadas nos quadros de Dependência Química e/ou Alcoólica.

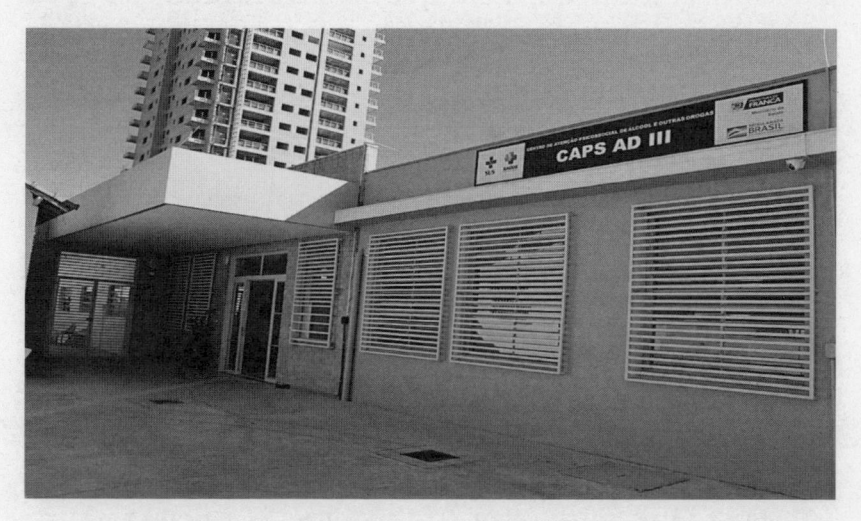

Os CAPS disponibilizam variadas oficinas em ambientes coletivos, com objetivo de aproveitar a diversidade de recursos psíquicos que possam auxiliar cada indivíduo a reconstruir seu próprio caminho, para que, enfim, eles adquiram capacidade de alcançar uma existência mais digna e feliz. Assim, tanto o CAPS "Renascer" quanto o CAPS "Florescer" desenvolvem uma variedade de oficinas terapêuticas que aproveitam e estimulam tais recursos, visando potencializar as capacidades dos sujeitos no campo artístico, motor, físico, cognitivo, entre outros.

Os resultados positivos do CAPS são aclamados pelos próprios usuários assistidos. Seus frequentadores, vez ou outra, fazem questão de escrever, pintar e documentar, de alguma ou outra maneira, suas generosas impressões acerca do equipamento que os ampara. Tais manifestações, quase sempre espontâneas, sem a instigação de outrem, parecem ser um anseio natural de exteriorizar a travessia em que se encontram, isto é, os seus respectivos processos de autossuperação.

São relatos que expressam o profundo agradecimento a todos que os ajudaram em suas trajetórias de "recuperação"; de gratidão pela "sobriedade"; além das variadas demonstrações de bem-estar, carinho e apoio às equipes. Tais manifestações validam não apenas a relação de tratamento humanizado que o CAPS privilegia, mas o próprio regime de confiança e reverência entre os profissionais e assistidos.

Os CAPS, ao lado das Oficinas "Inspiração", representam abordagens renovadoras, produtoras de resultados encorajadores no campo da saúde mental. Ambas as iniciativas, em paralelo com outras que já existiam, fortalecem a vocação da Instituição no campo da assistência psiquiátrica, indicando que, em tempos de se completar um século de existência, as formas de atenção ao sofrimento mental agora estão diversificadas e ajustadas à realidade de cada sujeito, de modo que o hospital não mais representa o cerne da assistência psiquiátrica desta Casa, e tampouco do município de Franca.

Isto porque, logo após a inauguração do CAPS III "Florescer", o caminho estaria pavimentado para a implantação do Serviço Residencial Terapêutico (SRT). E assim sucedeu. Em um contexto de cooperação entre os poderes públicos e parcerias entre as instituições sem fins lucrativos, a Fundação Espírita "Allan Kardec" reaproximou-se de sua "coirmã", a Fundação Espírita "Judas Iscariotes", para dar início a um processo de desinstitucionalização dos mais de 100 (cem) pacientes que, até 2019, mesmo em situação de "alta hospitalar", ainda residiam no hospital.

Os pacientes haviam sido encaminhados por forças e abandonos involuntários, deixados por suas próprias famílias ou transferidos por outras instituições congêneres. Deste ou daquele modo, até então, haviam se tornado expectadores da carência de políticas públicas no campo da saúde mental, especialmente as destinadas a garantir o direito à moradia.

ENFIM, VOLTANDO PARA CASA[22]
... das "casinhas" de José Marques Garcia às Residências Terapêuticas

> *Uma casa... é o habitar da cidade. É você poder habitar a cidade, tendo um lugar para voltar... para voltar no fim do dia. Eu habito esta cidade!*
>
> Cartilha do Ministério da Saúde, 2004

---

[22] Este capítulo contou com a colaboração dos seguintes autores: Amanda Queiroz de Souza; Daniela Junqueira Palhares; Franciely de Jesus Nascimento; Maria Eugênia Alves Biondi.

Após um longo período de expectativas, inúmeros planejamentos, entraves, tardanças e dificuldades de todo o tipo, finalmente, o Poder Público Municipal de Franca-SP, em meados de 2019, deu início ao processo de implementação do Serviço Residencial Terapêutico (SRT). Com a inauguração do CAPS III "Florescer", que constitui o equipamento de referência e a condição necessária para a abertura das Residências Terapêuticas (RT´s), o caminho estava finalmente desimpedido para o processo de desinstitucionalização dos pacientes do hospital.

A esta altura, mais de 100 (cem) pacientes se encontravam na condição de moradores do Hospital "Allan Kardec", o que demandaria a abertura de no mínimo 10 (dez) unidades residenciais. Ante essa realidade, definiu-se que o processo seria realizado em duas etapas: num primeiro momento, 50 (cinquenta) moradores passariam a habitar 05 (cinco) unidades residenciais; os outros 50 (cinquenta) deixariam o hospital num segundo momento. Havia grande expectativa sobre a Fundação "Allan Kardec" assumir ou não as RT´s. Alguns argumentos pesavam de forma que esse novo desafio fosse assumido: a FEAK, até então, era a única Entidade que atuava no campo da saúde mental do município; os pacientes já estavam sob os cuidados da Instituição, mantendo vínculos de longa data com os colaboradores; a abertura das unidades residenciais evitaria algumas dispensas de colaboradores; dentre outras questões.

No entanto, considerando a intensa movimentação que a Fundação Espírita "Allan Kardec" fazia nesse cenário, especialmente com as recentes implementações dos novos serviços, como as Oficinas "Inspiração" e o CAPS III "Florescer", além do planejamento para a inauguração do CAPS AD-III e outras reformas de grande abrangência, ficou estabelecido que a Fundação Espírita Judas Iscariotes assumiria a execução das primeiras 05 (cinco) unidades a serem abertas. Esta Entidade, inaugurada por José Russo, detinha ampla *expertise* no atendimento em Residências Inclusivas, uma configuração bastante semelhante ao modelo RT. Esse movimento entre a Fundação Espírita "Allan Kardec" e a Fundação Espírita "Judas Iscariotes" definiu uma reaproximação forte e inédita entre ambas as instituições, consideradas "co-irmãs".

Todo o processo de desinstitucionalização dos pacientes foi acompanhado e regulado por um grupo condutor, com a participação de profissionais ligados à/ao: Fundação Espírita Allan Kardec (FEAK), Prefeitura Municipal de Franca (Secretaria Municipal de Saúde), Ministério Público (MP), Centro de Atenção Psicossocial (CAPS) "Florescer" e agora pela Fundação Espírita "Judas Iscariotes". Os diversos atores, ligados ao setor público e às organizações privadas, norteavam-se pelas principais diretrizes da reforma psiquiátrica brasileira, buscando desconstruir práticas e saberes até então engessados. O desafio do momento seria desospitalizar e desinstitucionalizar os pacientes, além de engendrar o processo de reabilitação psicossocial.

O processo logo se concretizou. Em pouco menos de 120 (cento e vinte) dias a Fundação Espírita "Judas Iscariotes" havia implementado as 05 (cinco) primeiras unidades residenciais do tipo II, tal como o Ministério da Saúde determina: casas localizadas no espaço urbano; com equipes qualificadas; constituídas para responder às necessidades de moradia de pessoas com transtornos mentais graves; habilitadas para garantir os direitos de morar e de circular nos espaços da cidade e da comunidade. Esta última perspectiva representa uma mudança de paradigma sem precedentes no município, afinal, os pacientes que até recentemente estavam isolados no hospital, afastados do convívio social, tornar-se-iam moradores de um serviço que deveria garantir-lhes liberdade em diversos aspectos.

Na iminência de completar seu centenário, a avaliação geral é a de que o Hospital "Allan Kardec" mais do que cumprira sua missão institucional. Como ressaltado ao longo dos ensaios, a Casa sempre acolheu a quem dela necessitou, de maneira fraterna e altruísta, desde os tempos imemoriais de José Marques Garcia e José Russo, quando não se tinham iniciativas uniformes e resistentes por parte do poder público.

As Residências Terapêuticas apresentam um forte impacto positivo na vida dos moradores. Desde suas inaugurações, o serviço acolhe grande proporção de sujeitos com histórico de violências, privações e negligências. A maior parte dos moradores habitou o hospital por décadas. Alguns chegaram ao serviço com alguns sintomas negativos, como hipoatividade, embotamento afetivo, isolamento social, pobreza de discurso, além do baixo suporte familiar. Neste sentido, o serviço se diferencia por sua capacidade de olhar atentamente para a singularidade de cada morador, atendendo-lhes, à medida do possível, às suas necessidades e expectativas.

Contudo, enfatizar a relevância do Serviço Residencial Terapêutico extrapola o simples atendimento das portarias e orientações; afinal, cada indivíduo é único e demanda estratégias distintas em termos de cuidados. Circunstancialmente, os pacientes não foram simplesmente desospitalizados, isto é, transferidos do Hospital "Allan Kardec" para as unidades terapêuticas. O trabalho consiste em desinstitucionalizar e, ao mesmo tempo, reinserir. Desinstitucionalizar no sentido mais amplo, de desacomodar algumas práticas, discursos, estratégias e caminhos que se perduraram ao longo dos séculos. E reinserir novas perspectivas, olhares, vivências e sentidos.

Quanto à Fundação Espírita "Allan Kardec", não haveria momento mais acertado para a inauguração de unidades do SRT. No ano de seu centenário, ao mês de maio, a Entidade assinou um convênio com a Prefeitura Municipal de Franca-SP, visando à inauguração das outras 05 (cinco) RT´s. A previsão é que as mesmas já estejam em pleno funcionamento até o mês do centenário, completando um ciclo de transformação bastante abrangente, tanto para o hospital quanto para os pacientes.

O Hospital "Allan Kardec", erigido para ser uma morada de acolhimento, continuará a desempenhar seu papel institucional e social – oferecer tratamento elevado e assistência psiquiátrica moderna, estabilizando os pacientes de modo a retornarem ao convívio em sociedade, inseridos em serviços de menor complexidade. Os últimos pacientes-moradores do hospital, remanescentes de um contexto de relativa privação, enfim terão um novo Lar.

A trajetória de longa data dessa Casa, generosa e compadecida por essência, que começou com apenas uma "casinha", com suas paredes mal alinhadas, mas com intenções magníficas, pouco a pouco avançou em suas ações, com duas casas, três, pavilhão a pavilhão, até se tornar um hospital de grande porte. No momento atual, novos espaços de acolhimento e fraternidade são debutados em favor da saúde mental e seus padecentes, encerrando por definitivo um percurso centrado no modelo de atenção hospitalar, ao mesmo tempo em que se inicia outra importante etapa, em absoluta harmonização às intenções projetadas nos momentos inaugurais.

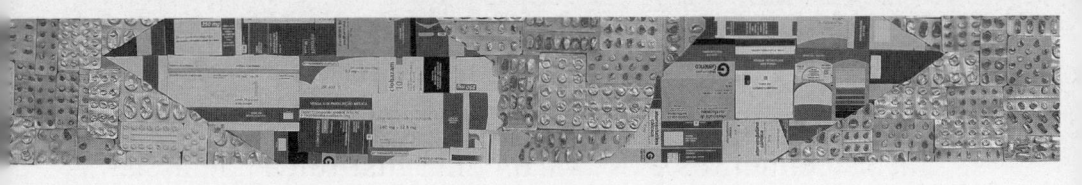

Últimas Considerações...

> *Alguém ligado às atividades do Hospital da Fundação Espírita 'Alan Kardec' já afirmou que, se houver um cronista capaz de fazer um levantamento dos fatos ocorridos, neste ambiente, desde 1922, teria subsídio literário para um livro de realidades, soberbas.*
>
> Agnelo Morato, Jornal "A Nova Era", 1991

Agnelo Morato, colaborador de longa jornada da Casa de Saúde "Allan Kardec" e redator do Jornal "A Nova Era", durante décadas a fio, esteve "coberto de razão" ao publicar a mensagem acima. As fascinantes histórias averiguadas nas edições do folhetim foram tantas e de tamanho valor, que a tarefa de alinhá-las à trajetória da saúde mental brasileira foi, ao mesmo tempo, uma tarefa complexa e entusiástica.

Complexa porque são múltiplas as histórias averiguadas. Com muita fineza e habilidade para com as palavras, os textos do Jornal "A Nova Era", assim como os de algumas atas das diretorias, registram os inúmeros acontecimentos pelos quais uma instituição de assistência psiquiátrica atravessou ao longo de cada momento histórico, desde suas humildes origens, até o perfazer do primeiro centenário. É importante comentar que uma modesta parcela de textos foi selecionada para a composição deste livro. A história é bem mais vasta e profunda do que as recontadas ao longo dos ensaios. Obviamente, por questões metodológicas, foi necessário recortá-las e enquadrá-las em um cordão de acontecimentos.

Entusiástica pela possibilidade de percorrer a história da saúde mental brasileira a partir de um prisma diferente, desta feita, pela ótica de uma agremiação de sujeitos que efetivamente estiveram à frente de seu tempo em diversos aspectos. Indivíduos que, ao se associarem em torno de uma missão comum, dispensaram energias ordinárias e extraordinárias para a manutenção de uma Casa de Saúde, posteriormente um hospital psiquiátrico e atualmente uma Fundação de grande configuração no campo da saúde mental brasileira. Nessa trajetória secular marcada por resistências e deleites, vibra o regozijo pelas superações e etapas vencidas, a resistência para com os ataques sofridos, alguns dramas e obstáculos, igualmente como a congregação de forças para enfrentar os desafios.

A intenção do livro, tal como anunciado na Introdução, em nenhum momento desejou produzir uma exaustiva reconstituição histórica acerca das diferentes práticas de cuidados à loucura. O intento se fez na direção de tracejar um esboço das principais tendências percorridas pela assistência psiquiátrica no Brasil, ao longo dos séculos, apresentando ao leitor uma visão panorâmica, desde o surgimento das primeiras formas de assistência psiquiátrica, a institucionalização da Psiquiatria e da saúde mental, até o presente em que algumas transformações de mais impacto vêm ocorrendo. Nesse ínterim, buscou-se compreender como uma instituição de saúde mental específica se inseriu neste contexto, engendrando algumas comparações que, de certo modo, desmistificam alguns pressupostos acerca do hospital psiquiátrico.

E no exato momento em que se redigem estas páginas, a Fundação Espírita "Allan Kardec" trabalha para completar o processo de desinstitucionalização de seus pacientes-moradores, através da abertura de outras 05 (cinco) unidades residenciais. O Hospital "Allan Kardec" cumprirá sua verdadeira função, a de estabilizar os pacientes e reconduzi-los ao ambiente de atenção mais adequado, seja no desenvolvimento humano, nos CAPS, no hospital-dia ou nas RT´s. Como se observa, o contexto do centenário pulsa o que há de mais moderno em termos de assistência psiquiátrica, em que os inteiros beneficiados são indivíduos que padecem de algum transtorno mental, de ora em diante assistidos e acolhidos em liberdade, nos ditames da fraternidade e benquerença.

Mesmo com alguns fortes ventos tendo soprado em absoluto desfavor dos hospitais psiquiátricos, a sobrevivência da Casa está momentaneamente garantida. O estrangulamento financeiro imposto pelo setor público não foi capaz de sufocar o legado obsequioso dessa Instituição que há muitos tem bem servido. Cada etapa vencida possui a inteligência, o esforço e o empreendedorismo dos diversos dirigentes, colaboradores e voluntários que por aqui passaram, deitando suas mãos à obra, com esperança e fé, a toda hora, de modo que a missão institucional seguisse intrêmula. Fica o registro, portanto, a todas as criaturas que somaram esforços a essa notável história de caridade.

O contexto do centenário vibra os múltiplos avanços no que se refere ao acompanhamento dos sofredores da esfera da mente e da alma; mas, ao mesmo tempo, exige a consciência de que ainda há muito por fazer, tanto no campo das concepções e subjetividades, bem como as de ordem material, que muitas vezes produzem na arena política. Isto porque a atual política de saúde mental não figura dentre as prioridades governamentais. Alguns resquícios indesejados ainda pesam fortemente contra os atores e instituições que atuam neste terreno.

Com relação aos desafios imateriais, ainda que o Dr. Bezerra de Menezes tenha alertado há muito tempo que "[...] a ciência nadará em um oceano de incertezas, enquanto acreditar que a loucura depende exclusivamente do cérebro" (MENEZES, 1988, p. 154), o conhecimento e as práticas humanas ainda dão os seus primeiros passos para se desprender de uma visão materialista e organicista. A Fundação Espírita "Allan Kardec" reconhece que a simples inauguração de novos serviços e equipamentos não representa a solução definitiva para a assistência psiquiátrica. Ao contrário, as sementes lançadas trazem novos desafios, agora no campo da desinstitucionalização e desmedicalização, visto que a desospitalização não basta. A tarefa consiste em transformar tais ambientes em *lócus* de terapeutização e reabilitação social.

Nos domínios do concreto, os desafios de ordem material se arrastam ao longo das décadas, sobretudo a questão do subfinanciamento das internações psiquiátricas, insuficientes para custear as expensas de um tratamento digno. Neste ano comemorativo para essa Casa, algumas movimentações e decisões mais firmes acabaram sendo tomadas. Com o imbróglio em torno do valor das diárias, os atuais dirigentes se lançaram em tratativas junto ao poder público – municipal, estadual e federal – na tentativa de corrigir os valores. O valor repassado, resultado da intervenção do Ministério Público, por meio da ação civil pública, mais uma vez se mostrava insuficiente para a internação, os tratamentos, as terapias, as consultas, dentre outras despesas. A pandemia e a alta inflação corroeram toda a capacidade de manutenção dos serviços com os valores recebidos.

Neste ínterim, no primeiro trimestre deste exercício, os dirigentes da Fundação Espírita "Allan Kardec" tomaram a difícil decisão de encerrar as atividades do hospital, de modo a manter apenas os demais serviços. Sabia-se que essa definição viria em algum momento, afinal, o estreitamento financeiro tem sido um ferrenho obstáculo que persiste ao longo do tempo, congelando qualquer capacidade de se prestar o serviço como se deve ser. O temido anúncio veio aos 25 de março de

2022, por meio do atual Presidente, Mário Arias Martinez: "Após décadas de subfinanciamento e infrutíferas negociação no sentido de reformulação dos valores recebidos pela Fundação, não nos restou outra opção: no prazo de 90 dias, serão encerradas as internações no Hospital Allan Kardec."

Após 99 anos de uma existência, a Entidade fez o que pôde para manter o funcionamento do hospital, como se viu ao longo dos ensaios. Enfrentou toda a sorte de desafios, resistindo com perseverança até o último momento. Desprendeu-se de seu próprio patrimônio para minorar o déficit operacional causado pelo subfinanciamento público, assumindo por conta própria uma responsabilidade que à priori é do setor estatal. Com a decisão tomada e anunciada aos respectivos órgãos responsáveis, o poder público teria o respectivo prazo para buscar novos parceiros que prestassem o serviço de internação psiquiátrica. Mesmo com o fechamento do hospital, a Casa seguiria funcionando normalmente, atuando nos serviços de menor complexidade: desenvolvimento humano, hospital-dia, CAPS e, tão logo, com as RT´s.

A movimentação precisou ir ao extremo para preservar a integridade financeira da Instituição, restabelecida a duras penas, nos últimos anos, por um trabalho que não poderia ser colocado em risco. Assim, na iminência do vencimento do prazo concedido aos atores governamentais, costurou-se um acordo entre a Instituição, a Prefeitura Municipal, o Estado de São Paulo e a União, reajustando o valor das diárias e mantendo-se as internações por mais seis meses, podendo este ser prorrogado por igual período. O acordo foi bem recebido pela Instituição, embora não represente motivo de comemoração.

O futuro do Hospital "Allan Kardec" ainda se faz bastante incerto. Os dirigentes chegaram à inevitável conclusão de que não é viável ficar aventando uma bandeira já abandonada pelo poder público. Os hospitais psiquiátricos, por mais importantes que sejam no âmbito da rede de atenção psicossocial, não são bem-aceitos. Esta é uma realidade bastante contraditória que se vivencia atualmente, pois, ainda que os serviços substitutivos sejam importantes, eles não são suficientes para o atendimento das demandas mais agudas, em que a internação hospitalar se torna um recurso importante para a estabilização do paciente. Ao mesmo tempo, essa compreensão nem sempre é devidamente reconhecida ou valorizada pelos dirigentes públicos, que insistem na afunilamento financeira da Casa.

Na direção anterior, um eventual desfecho negativo do hospital, ainda que lamentável por sua importância no contexto da RAPS, não assombra os caminhos da Instituição. A Fundação Espírita "Allan Kardec" reencontrou sua vocação de servir os desafortunados da razão, por outras vias, que agora se fazem através de iniciativas fora do hospital. Isto não significa que este último recurso não seja mais prioridade; ao contrário disso, muitas vezes, têm-se no hospital psiquiátrico as melhores ferramentas e tecnologias para determinadas situações. Contudo, a manutenção de suas atividades ocorrerá apenas enquanto houver um ambiente de congregação de esforços, com a devida participação dos demais atores e instituições responsáveis pela oferta da assistência psiquiátrica.

Um século de presença no campo da saúde mental demonstra que as intempéries nunca deixarão de existir, visto que a luta pela sobrevivência demonstrou ser um enredo permanente. É certo que a contemporaneidade requisita a mobilização de forças extraordinárias, capazes de solucionar os inúmeros desafios que se apresentam por alguns lados. Mas, como sempre fora, a Casa encontrou os expedientes necessários para se arranjar e fortificar, recompondo-se e produzindo estratégias inovadoras, concatenadas com a missão de servir e amparar o sofrimento mental e suas agruras, sob os princípios do amor, da esperança e fé, tal como preconizado em seus primeiros momentos, por José Marques Garcia.

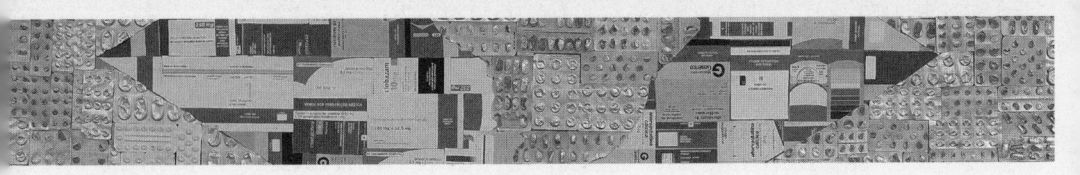

Referências Bibliográficas

ALMEIDA, Antonio Gouvêa. Colonia Juliano Moreira: Sua origem um pouco de sua trajetória histórica (1890-1946). *Revista Brasileira de Saúde Mental*. Rio de Janeiro: v. 12, p. 161-169, ano 18, 1966.

ALMEIDA, Angélica, A. Silva de. *Uma fábrica de loucos: psiquiatria X espiritismo no Brasil (1900-1950)*. Belo Horizonte: Editora Dialética, 2021.

AMARANTE, Paulo. *Loucos pela vida: a trajetória da reforma psiquiátrica no Brasil*. Rio de Janeiro: Editora Fiocruz, 1995.

ARBEX, Daniela. *Holocausto Brasileiro*. São Paulo: Geração Editorial, 2013.

BARRETO, Lima. *Diário do hospício; cemitério dos vivos*. São Paulo: Cosac Naify, 2010

BRASIL. Lei n° 378 de 13 de Janeiro de 1937, que "Dá nova organização ao Ministério da educação e Saúde Pública". Diário Oficial da União – Seção 1 – 15/1/1937, p. 1210, 1937.

_____. Decreto-Lei 17.185. *Aprova regimento do serviço nacional de doenças mentais do departamento nacional de saúde do ministério da educação e saúde*. Rio de Janeiro: 18 de novembro de 1944.

_____. Decreto-Lei 7.055. *Cria o centro psiquiátrico nacional e extingue o conselho de proteção aos psicopatas e a comissão inspetora, e dá outras providências*. Rio de Janeiro: 18 de Novembro de 1944.

_____. Portaria SAS/MS n° n°224/92 Portaria SAS/MS n° n°224/92 - diretrizes e normas para os estabelecimentos assistenciais em saúde mental MINISTÉRIO DA SAÚDE SECRETARIA NACIONAL DE ASSISTÊNCIA À SAÚDE Portaria n.º 224, de 29 de janeiro de 1992

_____. Ministério da Saúde. *Legislação em saúde mental: 1900-2004*. Brasília, Secretaria de Atenção à Saúde, 4ª. Ed. Rev. e atual, 2004.

_____. Ministério da Saúde. *Reforma psiquiátrica e política de saúde mental no Brasil*. Brasília, 2005. Acessado em 20/06/2022. *In:* https://bvsms.saude.gov.br/bvs/publicacoes/Relatorio15_anos_Caracas.pdf. 2005.

_____. Ministério da Saúde. Secretaria de Atenção à Saúde/DAPE. *Saúde mental no SUS: acesso ao tratamento e mudança do modelo de atenção. Relatório de Gestão 2003-2006*. Brasília, janeiro de 2007.

_____. Ministério da Saúde. Ministério da Saúde. *Saúde mental em dados 8*. Ano VI, n. 8. Informativo Eletrônico. Brasília, 2011.

_____. Ministério da Saúde. Ministério da Saúde. *Saúde mental em dados 10*. Ano VII, n. 10. Informativo Eletrônico. Brasília, 2012.

COLÔNIA, Juliano Moreira. *Boletim da Colônia Juliano Moreira*, Vol. IX, 1954.

COMISSÃO DA VERDADE. *Relatório ditadura e saúde mental*. Parte II, 1995.

COSTA, Aline Aparecida; TREVISAN, Érika Renata. Mudanças psicossociais no contexto familiar após a desospitalização do sujeito com transtornos mentais. Saúde em Debate. *Revista Saúde em Debate*. Rio de Janeiro, v. 36, n. 95, p. 606-614, 2012.

DE-SIMONE, Luiz Vicente. Importância e necessidade da criação de um manicômio ou estabelecimento especial para o tratamento dos alienados. *Revista Latino-Americana Psicopat. Fund.* VIII, 1, 142-159, 2004. Publicado originalmente na *Revista Medica Fluminense*, ano V, n. 6, 241-262, 1839.

ESQUIROL, J. E. D. *Des Maladies mentales*: considérées sous les rapports médical, hygiénique et médico-légal, vol. II, p. 1-8. [Documento eletrônico], 1995. Reproduzido de Paris: Hachette: Bibliothèque Nationale, 1975. Reproduzido da 1. ed., Paris: J.-B. Baillière, 1838. [on line]. Disponível na *World Wide Web*: <http://gallica.bnf.fr/scripts/ ConsultationTout.exe?O= N085089> Evelin Naked Ferreira, 1933.

FABRÍCIO, André Luiz da Conceição. *A assistência psiquiátrica no contexto das políticas públicas de saúde (1930-1945)*. Dissertação (Mestrado em História das Ciências e da Saúde). Fundação Osvaldo Cruz - Casa de Osvaldo Cruz, Rio de Janeiro, 2009.

FILHO, Mozart Tavares de Lima. A Higiene Mental e o Espiritismo. Revista de Medicina. Rio de Janeiro: 1942.

FUNDAÇÃO ESPÍRITA ALLAN KARDEC. Atas da Diretoria. Franca: 2005.

_____. Atas da Diretoria. Franca: 2006.

GOBINEAU, Arthur. *Ensaio sobre a desigualdade das raças humanas*. Editora Antonio Fontoura. Traduzido por Adrian Collins, 1853.

GRÁFICA "A NOVA ERA". *José Marques Garcia. Um exemplo vivo do espiritismo em Franca*. Série Bons Exemplos de Vida. Franca, 1989.

GUATTARI, Felix. *Caosmose: um novo paradigma estético*. Rio de Janeiro: Editora 34, 1992.

Jornal "A Nova Era", 1933.

Jornal "A Nova Era", Ed. 179.

Jornal "A Nova Era", Ed. 118.

Jornal "A Nova Era", Ed. 105, 1930.

Jornal "A Nova Era", 1930, ed. 100.

Jornal "A Nova Era", 1930, ed. 82.

Jornal "A Nova Era", 1931, ed. 138.

Jornal "A Nova Era", 1941, ed. 138.
Jornal "A Nova Era", 1931, ed. 130.
Jornal "A Nova Era", 1935, ed. 325.
Jornal "A Nova Era", 1935, ed. 352.
Jornal "A Nova Era", 1937, ed. 432.
Jornal "A Nova Era", 1939, ed. 506.
Jornal "A Nova Era", 1938, ed. 453
Jornal "A Nova Era", 1937, ed. 420.
Jornal "A Nova Era", 1942, ed. 649.
Jornal "A Nova Era", 1942, ed. 652.
Jornal "A Nova Era", 1946, ed. 753.
Jornal "A Nova Era", 1949, ed. 812.
Jornal "A Nova Era", 1959, ed. 1047.
Jornal "A Nova Era", 1963, ed. 1143.
n° 1246 do Jornal "A Nova Era", datada de 30 de junho de 1967.
Jornal "A Nova Era", 1971, Ed. 1347.
Jornal "A Nova Era", 1974.
Jornal "A Nova Era", 1982.
Jornal "A Nova Era", 1988, Ed. 1737.
Jornal "A Nova Era", Ed. 1824.
Jornal "A Nova Era", 1991, Ed. 1824.
Jornal "A Nova Era", 1991, Ed. 1828.
Jornal "A Nova Era", 1995, Suplemento.
Jornal "A Nova Era", 1999, Ed. 1924.
Jornal "A Nova Era", 1999, Ed. 1931.
Jornal "A Nova Era", 2004, Ed. 1983.
Jornal "A Nova Era", Ed. 1824.
KARDEC, Allan. *O livro dos espíritos.* Rio de Janeiro: FEB, 1994 (1860).
_____. *O que é o espiritismo?* Rio de Janeiro: FEB, 1995 (1859).
_____. *O livro dos médiuns, ou, guia dos médiuns e dos evocadores.* Espiritismo Experimental. Brasília: FEB, 1999.
_____. *A gênese.* Brasília: FEB, 2013.

LOPES, José Leme. A Psiquiatria e o Velho Hospício. *Jornal Brasileiro de Psiquiatria*. Rio de Janeiro: v. 14, p. 117-130, 1965.

LUZ, Nadia. *Ruptura na história da psiquiatria no Brasil: espiritismo e saúde mental (1880-1970)*. Franca, SP: Unifran, 2006.

MARQUES, João Coelho. *Espiritismo e ideias delirantes*. Tese de Doutorado em Medicina. Faculdade de Medicina da Universidade do Rio de Janeiro. Rio de Janeiro, 1929.

MASIERO, André Luis. Psicologia das raças e religiosidade no Brasil: uma intersecção histórica. *Psicologia Ciência e Profissão*. v. 22, e. 1, 2000.

MENEZES, Antonio Bezerra. *A loucura sob novo prisma*. Rio de Janeiro: FEB, 1987/1988.

MEYER, Luis. Violência e complacência: em torno da antipsiquiatria. *Debate e Crítica*, v. 06, p. 115-130, 1975.

MOLOGNONI, Angela. *Trem de doido*. Cartola Editora, 1ª ed., 2020

MOREIRA, Juliano. *Psicoses em leprosos*. Arquivos Brasileiros de Psiquiatria, Neurologia e Ciências Afins. Ano 1, 2, 1905.

_____. Notícia sobre a evolução da assistência a alienados no Brasil. *Revista Latinoam. Psicopat. Fund.* São Paulo: v. 14, n. 4, p. 728-768, 2011. Transcrito de *Archivos Brasileiros de Psychiatria, Neurologia e Sciencias Affins*, vol. 1, n. 1, p. 52-98, 1905.

_____. Quarto Congresso Latino Americano. *Quaes os melhores meios de assistência aos alienados?* Rio de Janeiro: Imprensa Nacional, 1909.

ODA, Ana Maria Galdini Raimundo; DALGALARRONDO, Paulo. O início da assistência aos alienados no Brasil ou importância e necessidade de estudar a história da Psiquiatria. *Revista Latinoam. Psicopat. Fund.* v. 2, n. 1, p. 128-141, 2004.

_____. História das primeiras instituições para alienados no Brasil. História, Ciências e Saúde – Manguinhos. V. 12, p. 983-1010, 2005.

_____; PICCININI, Walmor. *Dos males que acompanham o progresso do Brasil: a psiquiatria comparada de Juliano Moreira e colaboradores*. Ver. Latinoamericana de Psicopatologia Fundamental. V. 3, p. 788-793, 2005.

OMS. Organização Mundial da Saúde *Saúde mental: nova concepção, nova esperança*. Relatório Mundial da Saúde. 2002.

PACHECO E SILVA, Antonio Carlos. *A Higiene Mental na Profilaxia dos Males Sociais*. Boletim de Higiene Mental. Ano III, n. 36, 1947.

_____. *O espiritismo e as doenças mentais no Brasil*. Anais Portugueses de Psiquiatris. v. 2, n. 2, 1950.

PEIXOTO, Antonio Luiz da Silva. *Considerações geraes sobre a alienação mental*. Tese apresentada à Faculdade de Medicina do Rio de Janeiro. Rio de Janeiro: 1837.

PITTA, A. Os Centros de Atenção Psicossocial: espaços de reabilitação? *Jornal Brasileiro de Psiquiatria*, p. 647-655, 1994.

PORTOCARRERO, Vera. *Arquivos da loucura*: Juliano Moreira e a descontinuidade histórica da psiquiatria. Rio de Janeiro: Editora Fiocruz, 2002.

REIS, José Roberto Franco. *Higiene mental e eugenia: o projeto de "regeneração nacional" da Liga Brasileira de Higiene Mental (1920-1930)*. Tese de Mestrado em História. Campinas: IFCH/UNICAMP, 2006.

RESENDE, Heitor. Política de saúde Mental no Brasil: uma visão histórica. *In*: TUNDIS, *Silvério Almeida; Costa, Nilson do Rosário. Cidadania e loucura: políticas de saúde mental no Brasil*. Petrópolis: Vozes, 1987.

ROCHA, Franco. *Hospício de alienados de São Paulo*. Estatística. São Paulo: Typographia do Diario Oficial, 1896.

ROCHA, Franco. *Esboço de psiquiatria forense*. São Paulo: Laemmert, 1905.

ROXO, Henrique. *Manual de psychiatria*. 3ª. ed. Rio de Janeiro: Livraria Francisco Alves, 1938.

SAKAGUCHI, Douglas Sherer; MARCOLAN, João Fernando. A história desvelada no Juquery: assistência psiquiátrica intramuros na ditadura cívico-militar. *Acta Paul Enfermagem*. Vol. 29, p. 476-481, 2016.

SANTOS, Dalila Pereira. *O meu diário*. 2011.

SANTOS, José Luiz. *Espiritismo. Uma religião brasileira*. São Paulo: Moderna, 1997.

SÃO PAULO. Secretaria de Saúde do Estado – Coordenadoria de Saúde Mental. *O centro de atenção psicossocial Prof. Luiz da Rocha Cerqueira (Caps)*. Projeto de Implantação, São Paulo: SES/SP, 1982.

SARACENO, Benedetto. Reabilitação psicossocial: uma estratégia para a passagem do milênio. In Pitta, A. (Org). Reabilitação psicossocial no Brasil. São Paulo: Hucitec. 1996.

_____. *Libertando identidades: da reabilitação psicossocial à cidadania possível*. Rio de Janeiro: Te Corá/ Instituto Franco Basaglia, 2001.

SINDHERJ. Sindicato dos Hospitais do Estado do Rio de Janeiro. *A atual política de saúde mental no país e o deliberado estrangulamento financeiro dos hospitais de psiquiatria contratados pelo SUS*. Brasil, dezembro de 2003.

SHORTT, S. E. D. *Psysicians, science, and status: issues in the professionalization of anglo-american medicine in the nineteenth century*. Medical History. v. 27, p. 339-355, 1984.

SIGAUD, José Francisco Xavier. Reflexões sobre o trânsito livre dos doidos pelas ruas da cidade do Rio de Janeiro. *Rev. Latinoam. Psicopat. Fund.* v. III, n. 3, p. 559-562, 2005. Publicado originalmente em *Diário de Saúde – ou efemérides das ciências médicas e naturais do Brasil*. Rio de Janeiro, n. 1, p. 6-8, 1835.

SILVA, Antonio Carlos Pacheco. A higiene mental e o espiritismo. *Revista de Medicina*. Rio de Janeiro: setembro, 1942.

TAVOLARO, Douglas. *A casa do delírio*: reportagem no manicômio judiciário de Franco da Rocha. São Paulo: SENAC, 2002.

VENANCIO, Ana Teresa. Da colônia agrícola ao hospital-colônia: configurações para a assistência psiquiátrica no Brasil na primeira metade do século XX. *História, Ciências, Saúde – Manguinhos*. Rio de Janeiro, v. 18, supl. 1, p. 35-52, 2011.

WADI, Yonissa Marmitt. *Aos loucos, os médicos: a luta pela medicalização do hospício e construção da psiquiatria no Rio Grande do Sul*. História, Ciências, Saúde – Manguinhos. v. 6, ed. 3, p. 659-679, 1999.

Esta edição foi impressa pela Lis Gráfica e Editora no formato 160 x 230mm. Os papéis utilizados foram o Papel Pólen Natural 80g/m² para o miolo e o papel Cartão Supremo 250g/m² para a capa. O texto principal foi composto com a fonte Expo Serif Pro 13/18 e os títulos com a fonte Bebas Neue Pro 25/30.